MW01518050

UN ENFANT
POUR L'ÉTERNITÉ

ISABELLE DE MÉZERAC

UN ENFANT
POUR L'ÉTERNITÉ

Suivi de

Réflexions autour d'un berceau vide
ou comment introduire la démarche des soins
palliatifs en maternité

Préface de Jean-François Mattei
Professeur de génétique
Membre de l'Académie Nationale de Médecine
Ministre de la Santé, de la Famille
et des Personnes handicapées

ÉDITIONS DU
ROCHER
Jean-Paul Bertrand

Avec la participation du docteur Jean-Philippe Lucot praticien hospitalier à la maternité du CHU de Lille, pour les notes de bas de page.

Crédits pour les chansons :

• *Quand on n'a que l'amour*, paroles et musique de Jacques Brel. © Universal/MCA Music Publishing / Éditions Musicales Pouchenel, 1956. Avec l'aimable autorisation de Universal/MCA Music Publishing et des éditions Musicales.

• *Mon Dieu*, paroles de Michel Vaucaire, musique de Charles Dumont. © Les Nouvelles Éditions Méridian. Publié avec l'aimable autorisation des Nouvelles Éditions Méridian – Paris – France.

• *Prendre un enfant*, paroles et musique d'Yves Duteil. © 1977, les Éditions de l'Écritoire/Éco Music. Avec l'aimable autorisation des Éditions de l'Écritoire.

Tous droits de traduction, de reproduction et d'adaptation réservés pour tous pays.

© Éditions du Rocher, 2004.

ISBN 2 268 04960 4

À Emmanuel,
notre tout-petit,
pour faire mémoire de ce que
nous avons vécu en famille
auprès de lui !

*Seigneur, accordez-moi la sérénité pour que j'accepte
les choses que je ne puis changer,
accordez-moi le courage de changer ce qui peut l'être,
et accordez-moi aussi la sagesse pour que je sache en faire
la différence.*
THOMAS MORE, *L'Utopie*, 1516

PRÉFACE

Transmettre la vie : qu'est-ce que cela signifie pour nous qui vivons à l'heure de la tentation d'une maîtrise biologique de la vie humaine ? L'homme transmet-il la vie comme n'importe quel autre animal ou transmet-il autre chose ?

À la lecture des pages émouvantes du récit d'Isabelle de Mézerac, le lecteur prendra toute la mesure de ce que peut vouloir dire « donner la vie » pour un humain. Donner la vie, ce n'est pas simplement porter en gestation un individu de la même espèce biologique. Donner la vie, c'est accepter d'être pris en otage par un autre ; c'est voir chavirer ses projets et s'en réjouir ; c'est laisser sciemment bifurquer la trajectoire de son devenir vers des rivages inconnus. Mais donner la vie, c'est aussi donner de sa vie à une autre vie sans savoir à l'avance jusqu'à quelle extrémité ce don de soi pourra conduire. C'est ici que nous plongeons au cœur du récit d'Isabelle de Mézerac.

La vie du petit Emmanuel est trop handicapée pour que sa maman puisse espérer le sentir respirer entre ses bras bien longtemps après sa naissance. Le diagnostic génétique de trisomie 18 assorti d'une « probable hernie du diaphragme » est sans appel et sans espoir. Affection d'une particulière gravité, pour reprendre la formule consacrée, il autorise une interruption médicale de grossesse. Je m'empresse d'ajouter que dans les faits, mon expérience de généticien m'a appris que ce n'est pas toujours exactement comme une « autorisation » que l'avortement médical est vécu. Souvent, cette autorisation prendra la forme bienveillante d'une recommandation de la part des médecins. Pour éviter que la souffrance morale ne s'éternise, ne doivent-ils pas proposer au couple l'euthanasie du fœtus dans les plus brefs délais ? Parfois aussi, il s'agira de pressions sociales discrètement culpabilisatrices : « Les paroles peuvent être terrible violence, le raisonnement et les conseils, formidable distance. » Comment comprendre que donner la vie puisse signifier être prêt à donner de si longs et si difficiles mois de gestation à la vie d'un petit être dont l'existence sous la lumière du jour s'égrainera en une poignée d'instants ?

Mettre tout son cœur pour qu'un autre cœur plus petit que le sien puisse continuer à battre le temps qui lui a été échu, cela suppose le courage de résister à toutes les réactions d'incompréhension : « Les médecins ne peuvent rien faire pour vous l'enlever ? » En faisant, envers et contre tout, le choix de garder l'enfant qu'elle savait atteint d'une affection génétique létale, Isabelle de Mézerac rappelle à tous les professionnels de la naissance qu'une femme enceinte se vit déjà comme une mère bien avant le premier examen prénatal. Et quand tombe la terrible nouvelle, au décours d'une image échographique de mauvais augure, c'est toujours un enfant qu'elle porte en son sein. Voilà pourquoi on ne peut « expédier l'affaire » au plus vite ni se faire « enlever » l'enfant comme on enlèverait un kyste...

En ce sens, l'histoire qui nous est contée dans ce livre délivre un message qui vaut pour toutes les femmes enceintes frappées par ce destin maudit, qu'elles aient ou non choisi de poursuivre la grossesse jusqu'à son terme, si tant est d'ailleurs que le verbe « choisir » puisse avoir un sens bien clair en ce genre de contexte. Lorsque Isabelle de Mézerac écrit : « Je pleurais d'attendre un bébé trop handicapé pour vivre et pour soulager ma souffrance on me proposait de le supprimer ! », c'est par toutes les équipes de soin périnatal que le désarroi qu'elle exprime mérite d'être entendu.

Au-delà du témoignage de courage et d'altruisme qu'il nous adresse, ce livre oppose un démenti flagrant à la tendance positiviste actuelle d'objectiver l'humain qui n'est pas encore né, d'aller traquer quelque seuil prétendument tangible à partir duquel l'embryon deviendrait un être « humain ». En écho à de prestigieuses institutions, des voix se font régulièrement entendre pour pointer le moment où apparaîtrait l'humanité de celui qui n'est pas encore né : « il devient humain à partir de quatorze jours » s'exclament les uns ! « Attendez plutôt le trente-neuvième ! » répondent les autres... D'autres encore vont jusqu'à attendre que l'enfant soit né, ou bien même qu'il soit né en bonne et due forme... La caricature de cette dérive positiviste nous est fournie par la position de Peter Singer, cet universitaire australien qui écrit quelque part : « Si l'on compare honnêtement le veau, le cochon et le poulet avec le fœtus, selon des critères moralement significatifs tels que la rationnalité, la conscience de soi, l'autonomie, le plaisir et la souffrance, alors ces animaux viennent bien avant le fœtus quel que soit l'état d'avancement de la grossesse, car même un poisson manifeste davantage de signes de conscience qu'un fœtus de moins de trois mois. » Puisse la langue française avec la double consonance qu'elle fait porter au terme « humanité » nous préserver longtemps encore de ce réductionnisme déconcertant de naïveté ! Ce que les mots bouleversants du récit d'Isabelle de Mézerac nous rappellent, c'est qu'il n'est pas possible de réduire le fœtus humain à sa signification biologique. À vrai dire, il n'est pas un fœtus. Il est un « fœtus-dans-le-ventre-de-sa-mère » et c'est ce que dit si bien cette petite phrase dont la banalité masque la profondeur : « J'attends un enfant ».

Comparant le coefficient intellectuel du fœtus humain à celui des mammifères, Singer a tout simplement oublié que l'humanité de l'homme ne se rencontrait pas dans la nature.

Mais indépendamment de sa dimension anthropologique universelle, si on l'envisage dans ses traits les plus singuliers, le parcours maternel qui nous est ici restitué ne manquera pas d'éveiller la conscience des généticiens et des obstétriciens au questionnement éthique. Comment ne pas voir en effet qu'il problématise l'idée que nous nous faisons spontanément de l'accompagnement en ces situations dramatiques ? Sans doute, dans la grande majorité des cas, lorsqu'un diagnostic prénatal détecte une anomalie grave, un handicap ou une affection létale, le rôle du médecin est-il d'accompagner le couple meurtri dans sa difficile décision d'euthanasie fœtale. Mais le danger vient précisément de ce que dans la plupart des affections fœtales graves, l'interruption de la grossesse se présente comme la solution la moins pire. Car en devenant habituelle, cette manière de concevoir le sens de l'accompagnement finit par se systématiser. Elle conduit insidieusement à nous faire perdre de vue les cas particuliers où il serait peut-être possible d'éviter le traumatisme de l'avortement médical et d'accompagner le couple jusqu'au terme de la grossesse en mobilisant une équipe de soins palliatifs.

La fin du livre qui raconte la beauté touchante de cette forme palliative d'accompagnement laissera apparaître à l'esprit du lecteur combien la mise au monde d'un enfant a peu à voir avec celle des autres animaux. L'animal ne vient pas au monde. Parlant d'événement similaire dans le règne animal, on dira de la femelle qu'elle « met bas » ses petits ; on n'a pas coutume de dire qu'elle les « met au monde ». L'enfant qui a été abandonné dans la forêt et élevé par des loups n'a pas été « mis au monde ». C'est un enfant, bien sûr ; mais c'est un enfant-loup. Il a été abandonné dans la nature, il n'a pas été réellement « mis au monde ». Être mis au monde, en effet, c'est être recueilli entre des mains humaines. Qu'il naisse sans vie, qu'il meure à la naissance ou peu de temps après, l'enfant a été « mis au monde » parce que son corps a été bercé, porté entre des bras, sa peau touchée par des lèvres et caressée par des doigts humains.

Si en certaines situations, il s'avère qu'il est possible pour une femme de faire venir au monde son enfant vivant, cette vie serait-elle de courte durée, alors l'équipe médicale doit pouvoir évoquer avec elle et son conjoint cette alternative à l'interruption médicale de grossesse. Il s'agit d'une autre forme d'accompagnement, sans acharnement thérapeutique comme il en va déjà pour les soins palliatifs. Il est très certain que cet accueil différencié pour une naissance différente ne fera pas disparaître l'immensité du chagrin ressenti par la mort de l'enfant. Mais ainsi qu'en témoignent les pages qui suivent, l'accueil de l'enfant vivant peut parfois entrelacer ces moments de douleur morale à d'indicibles instants de joie, ce qui jamais ne pourra se produire dans un cas d'avortement médical.

Jean-François Mattei

Au commencement de cette histoire, se cachait une vie de famille, toute ordinaire, comme il en existe bien d'autres en France. Une vie sans histoire, rythmée seulement par un certain nombre de déménagements pour suivre l'évolution professionnelle de mon mari. Et une famille qui s'était construite peu à peu avec l'arrivée de quatre enfants et la turbulence de deux fausses couches.

Les années étaient passées sans crier gare et nos deux aînés, âgés de vingt et un et dix-neuf ans, avaient déjà pris le large pour la suite de leurs études. Après notre neuvième déménagement, nous venions de retrouver un souffle apaisé et chacun s'était découvert un itinéraire différent dans le dédale des activités et la nouveauté des amitiés. J'avais repris des études à la faculté de droit avant de retrouver une place d'élue locale à la faveur des nouvelles élections municipales.

Les rouages bien huilés de cette nouvelle vie familiale ont alors brutalement basculé dans un temps différent, avec l'arrivée inattendue d'une nouvelle grossesse, comme un bébé de la dernière chance ! Puis confrontés au monde du diagnostic anténatal, à travers l'annonce de la maladie génétique touchant l'enfant que j'attendais, notre cœur se mit à vibrer à un rythme inconnu. Refusant la fatalité de l'interruption médicale de grossesse qui nous fut alors proposée, nous avons choisi de suivre un chemin différent, un chemin qui, paradoxalement et malgré notre douleur, deviendra chemin de vie où nous allions en famille, avec nos quatre aînés, accompagner notre bébé jusqu'à sa mort !

Enfant réel, et non symbolique,
petit frère à aimer en vérité, et non à rêver,
voilà ce qu'il fut pour nous tous !

Effroi, douleur et chagrin
qui s'achèveront en un chant d'amour
pour ce tout-petit !

Comme la biographie d'un être aimé, aujourd'hui disparu, c'est une étonnante histoire d'amour que je voudrais dire, tant elle a profondément bouleversé notre vie et nos relations avec les autres. Dans un monde qui n'offre en général que l'euthanasie comme solution à une telle épreuve, en une obligation de faire, je voudrais raconter cette autre voie, alternative à l'interruption médicale de grossesse, la dire comme une petite musique du cœur, pour faire mémoire de ce que nous avons vécu auprès de notre cinquième enfant. Dans l'accompagnement de ce bébé qui allait mourir, nous avons tous puisé une force inattendue pour reprendre aujourd'hui la route de la vie. Comme les personnes qui accompagnent leurs mourants dans une unité de soins palliatifs, nous avons vécu ces temps intenses avec la perception très aiguë de leur valeur : par le regard porté sur notre enfant à naître, nous avons donné sens à notre propre existence, en acceptant d'accueillir cette vie nouvelle jusqu'à sa mort naturelle.

Il est passé dans nos vies comme un souffle délicat, une présence précieuse et nous a confirmés dans notre rôle de parents, en nous faisant prendre le risque d'aimer encore et toujours plus loin. Comme tout enfant qui, dès sa conception, vient s'inscrire au cœur d'une histoire familiale.

Même s'il meurt, avant d'avoir pu naître.
Même s'il naît, peu de temps avant de mourir.
C'est notre enfant pour l'éternité !

L'ANNONCE

Juillet 2002

Il y a un peu plus de quatre mois qu'Emmanuel nous a quittés. C'était hier, cela reste aujourd'hui dans mon cœur !

Son histoire a commencé le 20 août dernier, par un matin d'été où la vie bascule pour prendre un détour inattendu, où le chemin brutalement ouvert n'est pas celui qui était tracé. Nous rentrions avec les enfants d'un long voyage de quelques milliers de kilomètres pour revoir amis étrangers et terres lointaines où nous avions séjourné. Un retour rendu pénible par la *tourista* qui nous avait touchés les uns après les autres. Mon état s'aggravait et m'empêchait de tenir debout. À l'ami médecin appelé en urgence, j'évoquais la possibilité d'être enceinte. Cela lui semblait invraisemblable pour moi, à quarante-

cinq ans, surtout à trois semaines d'une hystérectomie[1], programmée avant notre départ pour le
10 septembre ! Soucieux devant cette situation
inédite, il ordonnait une prise de sang. « Afin de
te rassurer », me disait-il, tout cela étant tellement
improbable. Quelques heures plus tard, les résultats tombaient : j'étais bien enceinte de cinq
semaines ! Nous venions d'effectuer en famille un
incroyable périple alors que notre cinquième
enfant entamait discrètement la face cachée de sa
vie, et nous ne le savions pas encore…

Un vent de panique m'a submergée, un
ouragan dans la tête et le cœur, me laissant totalement désemparée. Espérance d'une nouvelle vie
que j'avais déjà perdue deux fois des années aupa-
ravant, que venait-elle relancer dans ces jours où
je me préparais au renoncement définitif à toute
maternité ? Ce cinquième enfant, longtemps
attendu, pourquoi se présentait-il si tard ? Mystère
de la vie, mystère de cette dernière heure ?
Comment entendre avec sérénité, au cours de ma
première échographie, ce petit cœur battre alors
que la page allait être tournée ? S'il est des
périodes troublées dans la vie d'une femme, celle-
ci n'était pas des moindres … J'étais sidérée, incapable de réagir face à un tel revirement.

---

1. Ablation de l'utérus.

Les enfants s'inquiétaient un peu… beaucoup… chacun selon ses capacités à sentir l'insaisissable. Leur maman, fatiguée, malade, était ailleurs, les yeux souvent rougis, perdue dans les étranges méandres de sa vie intérieure. Aude, notre fille aînée, qui partait quelques jours après pour un semestre d'études, avait deviné la situation. Son regard attendri, sa jubilation, son assurance face à l'avenir furent mon premier réconfort, comme un phare dans une tempête d'émotions contraires. Mais il m'en fallait plus pour reprendre pied sur ce chemin de maternité que nous avions estimé révolu ! Être maman à nouveau dans quelques mois, quel affolement dans cette première annonce, quel bouleversement imprévu, mais quelle surprenante douceur finalement si l'on voulait bien regarder l'horizon !

Trouver la force de lever les yeux et accepter d'envisager autrement notre vie qui, l'an passé, avait déjà supporté un changement radical avec ce neuvième déménagement ? Je ne risquais pas l'ennui dans une routine bien huilée, mais là tout de même, c'était un peu difficile à assumer. Une fois de plus, la vie bousculait tout sur son passage et je traînais les pieds à me laisser faire encore : tout recommencer, les couches, les biberons, les nuits blanches ; tout repenser dans une organisation familiale où les aînés sont déjà grands. Mais aussi redécouvrir les premiers sourires, les premiers mots et les premiers pas, savourer l'abandon total d'un tout-petit dans les bras maternels, reprendre la grande aventure d'une nouvelle vie à laisser s'épanouir, avec ses exigences quotidiennes et sa part de rêves !

Ne pas céder à l'inquiétude inutile du lendemain, laisser les jours accomplir leur œuvre pour se préparer à accueillir notre cinquième enfant.

Peu à peu et dans la difficulté, la perspective qui se dessinait à l'horizon du printemps prochain prenait place dans ma tête ; mon cœur, lui, était déjà attendri par ce tout-petit qui avait forcé notre porte, qui s'accrochait tellement à la vie, alors que les médecins s'attendaient à une troisième fausse couche ! Petit visiteur, s'annonçant comme une dernière chance dans ma maturité, il m'avait prise par surprise !

Xavier, mon mari, dans la joie d'une nouvelle paternité, l'imaginait déjà en train de gambader plus tard sur la pelouse… Nos trois garçons, informés l'un après l'autre, s'émerveillaient que la famille puisse encore s'agrandir ! Seul, Laurent, qui était notre dernier depuis douze ans, revendiquait cette place et trouvait bien difficile d'avoir à passer le relais.

La rentrée s'est faite, la date de l'hystérectomie oubliée. Une autre échographie venait de confirmer que tout allait bien. Bébé grandissait, prenait forme. J'adaptais ma nouvelle vie au rythme de mon âge ; il fallait se rendre à l'évidence, mon corps n'avait plus vingt ans ! Belles-sœurs et amies, parmi les premières informées, émues de cette grossesse inattendue, m'accompagnaient dans cette surprenante histoire.

★

L'automne approchait doucement et je commençais à imaginer la place qu'il faudrait lui aménager dans notre appartement, à écrire dans ma tête la liste des achats à refaire, ayant tout donné peu à peu après la naissance de Laurent. L'échographie du troisième mois était prévue pour le 28 septembre et devait enclencher la déclaration officielle de la grossesse, la gynécologue ayant préféré attendre la dernière limite pour la faire.

La journée était radieuse, avec un soleil encore chaud. Xavier m'accompagnait et, en chemin, nous évoquions cette prochaine naissance, finalement heureux et surpris comme de jeunes futurs parents ! Merveille de la vie qui nous pousse toujours plus en avant.

Mais, en l'espace d'une demi-heure, tout a de nouveau chaviré. L'échographiste, en professionnel froid et distant, a commencé par annoncer que « ce n'était pas bon »... Une clarté nucale très importante, signe d'appel d'une malformation chromosomique grave, était clairement visible sur l'écran. Il fallait s'attendre au moins à une trisomie 21 ! Nous laissant seuls avec un tel diagnostic dans la salle d'examen, sans aucun autre commentaire, se refusant à toute parole de compassion, il réapparut, vingt minutes plus tard, pour nous remettre radio et compte rendu. Il ne nous restait plus qu'à prendre la porte de sortie pour nous retrouver seuls sur le trottoir, comme deux naufragés sur une grève, anéantis ! Je sanglotais dans les bras de Xavier, poignardée au cœur par cette première annonce si angoissante. Notre tout-petit, lui qui avait forcé le destin pour venir habiter chez nous, comment pouvait-il être blessé à ce point ? Terrible interrogation à porter dans nos cœurs de parents, déjà conscients que ce ne serait pas la dernière !

> La chaleur du soleil devint violence,
> la légèreté de l'air, insolence,
> le chant des oiseaux, désespérance !

La roue de la vie venait d'embrayer sur une spirale effrayante : où nous mènerait-elle ? Ma gynécologue, aussitôt contactée par téléphone, mit sur pied un rendez-vous d'urgence au CHU avec un spécialiste du diagnostic anténatal pour le lundi suivant, à huit heures du matin.

Retrouver un peu de calme, garder un regard apaisé, fut notre priorité, dans l'immédiat, pour vivre un week-end en famille sans faire sentir la moindre inquiétude. Le cœur en feu, l'esprit ébranlé par ce premier engrenage, nous devions garder l'apparence d'une vie au long cours tranquille et vivre le quotidien dans sa douce banalité.

Mais dès l'aube du lundi, après le départ des enfants pour le collège, la tornade reprit sa course folle et c'est le cœur déjà brisé que je suis arrivée avec Xavier à l'hôpital. La sérénité et l'attention du médecin qui nous accueillit furent notre premier point d'appui.

★

Nouvelle échographie, diagnostic lourd confirmé[1] ! Le docteur N. a évoqué devant nous les

---

1. L'échographie réalisée en fin de premier trimestre (vers 12 semaines d'aménorrhée) est devenue un des principaux outils du diagnostic anténatal. Outre la datation précise de l'âge de la grossesse, elle permet une étude anatomique précoce. Elle comporte entre autres la mesure de l'épaisseur de la nuque embryonnaire, utilisée pour le dépistage des anomalies chromosomiques (trisomie 21, syndrome de Turner, mais aussi trisomies 13 et 18) ou de certaines malformations. L'augmentation de l'épaisseur de la nuque n'est pourtant pas synonyme d'anomalie. Le médecin se retrouve donc dans la situation de devoir informer d'un aspect échographique inhabituel, pouvant évoquer une maladie grave ou être une variante de la normale. Cette incertitude nécessite une annonce très mesurée dans les propos. Ceux-ci peuvent être particulièrement destructeurs à ce stade précoce de la grossesse.

différentes possibilités et leur probabilité : trisomie 13, trisomie 18 et autres malformations aux noms barbares... Je n'écoutais même plus, malgré les questions que je posais : un état de torpeur m'envahit, tandis que la douleur devenait trop intense, la violence des mots insoutenable, les images effrayantes ! Nous parlions d'un avenir terrifiant et c'était celui de notre enfant. Tel un jeu de billard devenu fou, les mots s'entrechoquaient dans ma tête mais plus rien n'avait de sens. Seule la douleur, dans sa toute-puissance, régnait ; elle avait tout emporté et me laissait anéantie.

La raison de Xavier reprenait le cours de la conversation. Comment être définitivement sûr du diagnostic ? Étant donné l'âge de ma grossesse, le médecin nous apprit qu'il faudrait attendre presque deux mois pour pouvoir pratiquer une amniocentèse et en connaître le résultat...

L'autre solution était une biopsie du trophoblaste ; un peu plus risquée, un peu plus douloureuse, mais réalisable dans l'immédiat[1]. Cette

---

1. La précocité du diagnostic échographique pose le problème du besoin d'une réponse précise et rapide. À ce stade, deux méthodes peuvent actuellement être proposées : l'amniocentèse (prélèvement de liquide amniotique) est la technique la moins risquée pour le développement de la

option fut vite retenue. L'attente dans un contexte aussi difficile qu'incertain nous semblait impossible. Nous allions repartir, le prochain rendez-vous déjà fixé, quand le médecin me remit, écrits sur une feuille, deux numéros de téléphone, sa ligne directe à l'hôpital et celle de sa secrétaire. Comme une bouée lancée à un homme à la mer, comme une corde à un grimpeur pris de vertige, ce fut, dans le brouillard de ma douleur, un important viatique !

Le temps, indifférent à tout, reprenait son cours ordinaire. Les journées apportaient leur lot de rendez-vous et d'activités à assurer, dans une apparence de calme souverain alors qu'un volcan de souffrance m'avait envahi le cœur. Grondant, débordant, puis soudain apaisé, assagi, il était bien là, attendant avec moi la suite des événements. La vie, dans son tempo inexorable,

---

grossesse. Elle ne peut être réalisée qu'aux alentours de seize semaines d'aménorrhée et nécessite un délai plus long pour obtenir le résultat. L'autre technique consiste à prélever des fragments microscopiques de placenta (biopsie du trophoblaste). Ses principaux avantages sont de pouvoir être réalisée dès les douze semaines d'aménorrhée et de donner un résultat dans les huit jours, parfois le jour même si la qualité du prélèvement le permet. Son principal inconvénient serait de prendre plus de risque pour la grossesse.

alignait ses exigences pour nous garder dans la partie qui restait à jouer.

★

Lundi 8 octobre, 8 heures du matin, même lieu, même rendez-vous, pour réaliser cette fois-ci la biopsie. Le temps lui-même marquait son pas dans cet engrenage infernal !

L'intervention ayant lieu sous échographie, le docteur N. a réexaminé notre tout-petit que je regardais, à travers un voile de larmes, s'agiter sur l'écran. La clarté nucale avait largement diminué, mais un nouvel indice apparut, tout aussi effrayant : le cœur n'était pas bien à sa place, déjà refoulé à droite par un autre organe. Signe d'une hernie du diaphragme ? Il était trop tôt pour la détecter définitivement mais il est sûr que cette éventualité diminuait les chances de survie de notre enfant... Une aide-soignante s'apercevant de ma détresse vint me prendre la main : une simple main pour me raccrocher au monde des vivants quand la mort prépare son territoire ! Un geste du cœur qu'elle a maintenu pendant le prélèvement pour me signifier présence et compassion.

Quelques heures plus tard, presque soulagés, nous avons cru au déclenchement d'une fausse couche : mais non, bébé était toujours là, bien décidé à rester accroché à la vie.

Je suis rentrée, en fin de journée, épuisée et calme à la fois. Le médecin prévoyait les résultats dans les huit jours ! Nouvelle pause dans la vie, nouveau palier dans le rythme quotidien pour reprendre notre souffle et regarder, étonnés, ceux qui nous entouraient : tout semblait différent... Savourer la chance de la vie, savoir mieux apprécier la valeur de chacun et de chaque instant : il n'était pas trop tard pour ouvrir les yeux et voir que tout cela était « cadeau » !

Le lendemain matin, à 8 h 30, un appel téléphonique me surprit. C'était le docteur N. qui venait prendre de mes nouvelles et que je rassurai, touchée par tant d'attention. Mais, avec la puissance d'une déflagration dans la tête, je l'entendis me parler des résultats qui venaient de lui arriver. Le seul mot que j'enregistrai fut celui de « trisomie 18[1] » ! Mon cœur battait une effroyable chamade,

---

1. La présence de trois chromosomes n° 18 (au lieu de deux) définit la trisomie 18. Cette affection est beaucoup plus grave que la trisomie 21 car le déséquilibre génétique est plus important, le chromosome 18 étant de plus grande taille que le 21. Son évolution est fatale, sauf exceptions très rares, le décès survenant durant la grossesse ou, au plus tard, durant la première année de vie. Reconnue comme une affection d'une particulière gravité du fait de malformations sévères sur les organes vitaux, elle entre dans le cadre légal des indications d'interruption médicale de grossesse.

je sanglotais, affolée, et n'entendais plus rien. Heureusement que j'étais toujours couchée, je serais tombée sous le choc ! Que fallait-il faire maintenant ? D'une voix douce, malgré la violence de la nouvelle, il me répondit qu'il ne connaissait pas de grossesse poursuivie sur un tel diagnostic à un stade aussi précoce, mais qu'il était très difficile pour un couple de s'en remettre.

L'interruption de grossesse, unique voie fatidique face à ce diagnostic ? Certes, l'issue de cette maternité était fatale et notre bébé était condamné à très court terme, sans que la médecine ne puisse tenter une intervention pour le sauver. Avec une probable hernie du diaphragme, sur une trisomie 18, il n'avait aucune chance de pouvoir vivre longtemps après la naissance. Mais quelle effroyable impasse devant nous !

Un gouffre de douleur s'était ouvert dans mon cœur ; je tremblais sous l'effroi de ce qui nous attendait. Impossible de me remémorer la fin de notre conversation, ni l'appel au bureau de Xavier pour qu'il rentre d'urgence. Nous étions tous les deux dans une incroyable tempête, mon mari me proposant de suivre l'avis du médecin, ma tête disant peut-être, mon cœur hurlant de chagrin. Pris dans la tourmente d'une souffrance radicale, nous ne savions où aller, ni comment regarder cette tentation de la raison qui nous éloignait des raisons du cœur.

N'y avait-il donc pas d'autre choix possible ?

> Panique dans notre solitude,
> intensité de toutes les douleurs,
> désarroi face à une décision impossible.

C'était une véritable descente aux enfers que nous venions d'encaisser en moins de douze jours, alors que notre tout-petit, toujours accroché à la vie, venait de dépasser ses trois mois de gestation !

« Quand on n'a que l'amour à s'offrir en partage,
Au jour du grand voyage qu'est notre grand amour... »

J'étais effondrée devant la terrible perspective d'un avenir désormais impossible. Avec l'arrivée de ce cinquième enfant, nous avions été pris dans une nouvelle spirale de vie ; nous découvrions aujourd'hui à quelle spirale de mort nous étions irrémédiablement enchaînés... Affreuse sentence pour des parents ! La lutte devenait inutile, le combat perdu d'avance. Paradoxe de cette grossesse, si particulière depuis le début, où la vie et la mort se trouvaient brutalement liées.

> Atteindre le tréfonds...
> décider sans attendre...
> interrompre sa vie pour continuer la nôtre ?

J'étais paralysée de douleur et d'angoisse et n'osais plus penser à lui, mon tout-petit lové au creux de moi-même ; son handicap, ses malformations m'effrayaient et je ne voulais pas me les imaginer ; une souffrance insupportable me nouait la gorge : c'était à hurler de douleur mais aucun son ne pouvait s'échapper. L'impensable, qui n'arrive qu'aux autres, était là devant nous... Alors finalement, ce ne serait qu'une grossesse pour rien, que l'on pouvait interrompre, comme si rien ne s'était passé ? Quand les événements de la vie n'ont plus de sens et qu'ils nous broient le cœur, quand il faut avancer et survivre, comment rester dans le monde des vivants, comment se reconstruire après et reprendre la route de la vie ? Où trouver la réponse ? Je ne savais même pas s'il était médicalement possible de poursuivre ma grossesse. Et dès ce soir, soutenir le regard de mes grands, retrouver ma place de maman pour eux dans le quotidien, être là avec eux, proche et tendre, rester en vérité et mettre en cohérence dans mon cœur le destin de leur tout petit frère... insoutenable écartèlement à tenir !

« Quand on n'a que l'amour pour vivre nos promesses,
Sans nulle autre richesse que d'y croire toujours... »

Dans les larmes d'un chagrin absolu, j'ai pressenti une toute petite voie, si discrète, si fragile qu'on pouvait la manquer, une voie inconnue, peut-être impossible, ouverte par la porte de l'amour. Comme un cri immense venu des profondeurs !

« Quand on n'a que l'amour pour unique raison,
Pour unique chanson et unique secours... »

Une grande amie, professeur de génétique, appelée de toute urgence, nous a confirmé qu'il était possible de continuer une grossesse sur un tel diagnostic et nous en a tracé le parcours. En restant disponible pour ce bébé, je pouvais le mener jusqu'au terme de sa petite vie, comme elle était programmée ; sans danger pour ma propre vie, sans prendre le risque de le faire souffrir (pas d'acharnement thérapeutique à la naissance, au besoin des soins palliatifs pour lui), il vivrait toute sa vie, porté par notre tendresse et s'endormirait doucement pour l'au-delà... à son heure à lui, dès la naissance ou un peu plus tard, selon ses capacités physiques à vivre de façon autonome.

« Quand on n'a que l'amour à offrir en prière,
Pour les maux de la terre en simple troubadour... »

Dans cette incroyable impasse où nous nous trouvions, un filet de lumière est soudain apparu, découvrant un chemin sûrement difficile, une issue inconnue qu'il faudrait réapprendre chaque jour, mais il signifiait une porte de sortie de ce gouffre, une voie de secours où nos cœurs de parents trouveraient mieux leur compte, en restant les humbles accompagnateurs de sa douloureuse destinée, sans devenir les acteurs de sa mort anticipée.

Comme soulagés, malgré l'intensité de notre état de souffrance, nous sommes tombés d'accord avec Xavier pour refuser la proposition d'interruption de grossesse[1], afin de ne pas avoir à signer la demande d'euthanasie de notre bébé, afin de ne pas nous précipiter vers sa mort. Je pressentais au fond de moi-même qu'anticiper les événements n'aurait rien résolu.

---

1. La loi française autorise les parents et les médecins à pratiquer une interruption de la grossesse, quel qu'en soit le terme, soit pour motif maternel, soit lorsque l'enfant est atteint d'une maladie grave et incurable. L'IMG est donc proposée en cas de handicap sévère, mais aussi lorsque la maladie est létale. La poursuite de la grossesse et son accompagnement jusqu'au décès de l'enfant sont rarement proposés, probablement pour plusieurs raisons : volonté d'interrompre un processus menant de toute façon au décès, peur de prolonger la douleur morale en laissant évoluer la grossesse, et, il faut le reconnaître, force de l'habitude. Cette proposition est d'autant plus rare que le diagnostic est précoce, comme si le chemin à parcourir paraissait insurmontable. Elle est parfois formulée dans les cas de diagnostic tardif mais nécessite toujours un accompagnement par le médecin en collaboration avec un psychologue.

Nous voulions aussi nous donner les moyens de marquer un temps d'arrêt dans cet enchaînement si brutal ! Lui laisser toute sa petite vie, sa seule et unique richesse, pour lui faire découvrir notre amour. Reprendre notre souffle face à cette mort à laquelle nous étions irrémédiablement liés. Reculer l'échéance finale, ou plutôt la remettre à sa place naturelle. Me procurer le temps d'apprivoiser l'idée inacceptable que j'allais perdre mon tout-petit. Nous offrir des jours pour le connaître et se construire avec lui des souvenirs. Approcher, au rythme d'un pas quotidien, les bords du rivage d'où il partirait...

« Quand on n'a que l'amour à offrir à ceux-là,
Dont l'unique combat est de chercher le jour... »

Quand la mort touche d'aussi près le commencement de la vie, le temps du médecin n'est peut-être plus celui de la maman. S'il n'y avait pas d'autre issue pour ce bébé, alors je voulais aller le plus loin possible dans ma relation avec lui. Comme je l'aurais fait avec un autre de mes enfants, si la même perspective de décès très proche nous était annoncée pour lui ! Sans faire de différence d'âge entre eux. Il était bien notre cinquième enfant, venu à la dernière heure pour repartir le premier... Pourquoi ne pas lui accorder toute sa place, dans sa courte durée déjà programmée ?

En le protégeant de mon corps face à la mort annoncée, je lui donnais la vie, toute sa vie, pour qu'elle s'inscrive dans notre famille, dans notre histoire à tous et dans le cœur de chacun.

« Quand on n'a que l'amour pour tracer un chemin,
Et forcer le destin à chaque carrefour... »

Et ce n'était pas une démarche morbide, mais un formidable élan d'amour. Malgré le chagrin qui nous étreignait si fortement, pouvoir l'aimer jusqu'au bout, lui le blessé de la vie, choisir de le prendre comme il était, avec la richesse de sa présence et le poids de son handicap.

Assommée de douleur mais apaisée par la décision prise de poursuivre la grossesse, j'ai appelé mes frères pour m'assurer de leur soutien dans cette tourmente et puiser auprès d'eux la confiance dont j'avais besoin pour construire ce chemin inconnu. Et j'ai pu expliquer, dès le lendemain, au docteur N. les raisons de notre choix. Il nous a spontanément proposé d'assurer le suivi médical de cette maternité si particulière... Merveilleuse délicatesse de nous éviter ainsi un changement de médecin et des explications à redonner ! Seul mon dossier, issu des consultations du diagnostic anténatal, restera de couleur jaune, et non pas vert comme celui des autres futures mamans suivies au CHU. Je l'ai regardé comme un soleil sur une route encore bien obscure !

« Quand on n'a que l'amour pour parler aux canons,
Et rien qu'une chanson pour convaincre un tambour,
Alors sans avoir rien que la force d'aimer,
Nous aurons dans nos mains, amis, le monde entier. »

Nous n'étions qu'à la mi-octobre et tout était déjà en place pour mener une longue attente jusqu'au printemps prochain, fatale échéance à laquelle je me refusais encore de penser !

Alors, quand le chagrin est violence et que la terre se dérobe sous les pas, la musique, en suivant tous les contours de l'âme, devient compagne de la douleur et mène de façon étonnante à l'apaisement. Les paroles, en rengaine, viennent sur les lèvres comme une prière et font jaillir le trop-plein du cœur.

> À toi, petit bébé,
> qui portais tous les maux de la terre,
> dont l'unique combat serait d'atteindre ton premier jour,
> je t'offre cette chanson
> comme unique raison !

« Quand on n'a que l'amour à s'offrir en partage,
Au jour du grand voyage qu'est notre grand amour… »

Jacques Brel

L'ATTENTE

C'est dans l'attente de la naissance d'Emmanuel que s'est peu à peu façonnée ma paix intérieure. Dans cette attente où nous construisions, sans le savoir, les fondations de notre prochain deuil. Une attente où j'ai pu redevenir une maman enceinte, simplement, avec les autres.

Bien sûr, à aucun moment, je ne pouvais oublier la terrible maladie qui touchait notre tout-petit, mais le garder au creux de moi-même adoucissait les déchaînements des jours précédents. Il était là, il était bien, il grandissait doucement comme tout bébé à naître et je comptais bien profiter avec lui du temps qu'il nous serait donné de vivre ensemble, pour construire sa place dans notre histoire familiale, pour bâtir les souvenirs de son passage parmi nous.

La semaine suivante, quand je suis repartie à l'hôpital, c'était pour une première consultation prénatale : étonnante différence ! Je restais dans la vie !

Avec le calendrier des visites mensuelles et des prochaines échographies, l'itinéraire commençait à se tracer et je me sentais moins seule. J'ai apprécié ces rendez-vous réguliers où je pouvais, sans contrainte, apporter toutes mes interrogations. J'aimais aussi, même si je craignais toujours de nouvelles découvertes pires que les précédentes, aller à la rencontre de mon tout-petit grâce à l'échographie et, émerveillée, suivre sur l'écran sa croissance. Les traits de son visage que je devinais dans un jeu d'ombre et de lumière me fascinaient et je savourais déjà la présence de ce petit être que je sentais vivre en moi, puisqu'il me serait donné si peu de temps pour le faire après sa naissance. Le docteur N. choisissait alors les meilleurs clichés afin de me permettre de les rapporter à la maison et de les partager en famille.

Plutôt curieuse de nature, je n'ai pourtant pas cherché à explorer sa maladie. Chaque enfant étant unique, je voulais tout savoir sur lui, sans vouloir tout apprendre sur la trisomie 18 et la hernie du diaphragme[1]. De même, le médecin n'a

---

1. Le diaphragme est le muscle qui sépare l'abdomen du thorax. Son absence (hernie diaphragmatique) entraîne l'ascension d'une partie du contenu abdominal (estomac,

pas jugé nécessaire de pousser plus loin les recherches sur une éventuelle pathologie cardiaque et je lui en sais gré. Il était bien inutile de charger un peu plus notre fardeau de parents puisque aucune intervention médicale à la naissance n'était envisageable. Mais je gardais, au fond du cœur, une angoisse inavouée : la peur d'avoir un bébé physiquement très marqué. Une amie avait chez elle la photo d'une petite fille de son voisinage, décédée l'année précédente d'une trisomie 18 (non décelée *in utero*) quelques semaines après sa naissance ; j'ai attendu un certain temps avant d'accepter de voir la photo et c'est avec un étonnant soulagement que j'ai pu, un après-midi, contempler cette petite puce, aux traits si fins.

Redevenir une maman enceinte signifiait aussi repartir dans ma vie quotidienne. La semaine suivante, j'ai repris le chemin de la Faculté où j'étais étudiante en droit depuis l'année précé-

---

anses intestinales, foie) dans le thorax, refoulant le cœur et empêchant le développement normal des poumons. Sa découverte impose la recherche d'autres malformations associées (cardiaques essentiellement) et d'anomalies du caryotype. Dans le cas présent, la poursuite d'investigations n'était pas nécessaire car elle ne pouvait déboucher sur aucune prise en charge curative à la naissance.

dente et celui de la mairie pour mes fonctions d'élue.

Courir les boutiques pour futures mamans afin de rester à peu près élégante pour les mois à venir et envelopper les rondeurs déjà acquises. Je me suis amusée à surprendre les regards de ceux qui, ne sachant rien, estimaient la gastronomie régionale très profitable à mon égard. Savourer le commentaire de deux jeunes femmes dans le tramway me trouvant vraiment trop vieille pour être enceinte !

La vie reprenait le dessus. Pour un temps. Pour un temps déjà compté, mais donné de tout cœur à un petit être qui en a profité pour creuser son sillon parmi nous.

Redevenir une maman enceinte, avec une famille déjà nombreuse, c'était très vite le nommer, ce bébé, lui donner un prénom pour sa vie, pour son éternité !

Dans la panique des jours précédents, le médecin avait omis de nous préciser que nous attendions un petit garçon : moment d'intense émotion pour nous, ses parents, où, dans la lignée de nos trois fils, nous avons pu mesurer la place qui aurait été la sienne si le sort n'avait pas été si cruel. Alors, nous avons cherché pour lui un prénom unique, jamais porté dans nos familles, un prénom exceptionnel, pour un destin si particulier. Dans une même intuition, partagée à plusieurs, ce fut celui d'Emmanuel, « Dieu avec nous », qui s'est imposé, notre Emmanuel qui nous était donné pour vivre en famille ce chemin d'amour.

Avec son prénom, avec sa place déjà bien reconnue, il a fallu annoncer à ses frères et sœur son avenir tel qu'il nous avait été décrit : un terrible avenir plein d'interrogations mais lourd d'une seule certitude, celle de son départ inéluctable. Ce fut pour chacun de nos enfants un moment très douloureux. Le choc fut rude, éprouvant, chargé d'angoisses et d'insurmontables « pourquoi ? », eux qui attendaient sa naissance avec tant de joie.

Mais dans les larmes partagées et l'assurance de notre paix intérieure, ils ont puisé un nouveau regard, mêlé au chagrin qui les étreignait. Ce petit frère qu'ils se réjouissaient d'accueillir, ils voulaient eux aussi l'accompagner jusqu'au bout, jusqu'à son enterrement, jusqu'au faire-part qui annoncerait sa naissance et son décès ! En nous montrant leurs exigences dès ces moments-là, ils nous ont confirmés dans le choix que nous avions fait et, rassurés d'être tous ensemble pour vivre cette épreuve, ils ont pu reprendre leur rythme quotidien malgré la souffrance éprouvée.

★

J'ai souffert en attendant notre petit Emmanuel. Mais cette souffrance n'était pas dans
l'attente, elle était dans la connaissance du
diagnostic. C'est évident. Comme on peut souffrir quand on sait que l'un de ses proches va
mourir et que la médecine ne peut rien pour le
sauver. Cette souffrance n'était pas désespoir, ni
détresse, même si la douleur était aiguë, passant
tout au prisme de la vérité du cœur. Porter la vie
alors que la mort est déjà annoncée n'est pas
simple. Et pour tenir sur cet étroit chemin, il me
fallait prendre un seul jour à la fois. Le prendre
comme il venait et s'assurer de l'essentiel pour le
vivre, aux côtés de ceux qui pouvaient nous
l'apporter.

Il y eut des matins de doute où je croyais perdre
la partie. Le docteur N., avec son calme habituel,
était toujours là pour me rassurer, s'assurer que
notre bébé poursuivait normalement sa vie cachée.
Et le soutien d'une psychologue m'a permis de
dégager, dans les bouleversements intérieurs que
je traversais, l'horizon de mes pas quotidiens.

Il y eut des soirs de découragement où le
chagrin me submergeait. Frères, belles-sœurs et
amis se relayaient pour nous tenir compagnie,
écouter ces débordements de douleur et nous
faire tenir debout.

Il y eut des moments difficiles où je restais inconsolable. Noël fut une épreuve redoutable à laquelle je ne m'attendais pas, alors que j'avais préparé cette fête avec une attention toute particulière pour chacun. Jour de joie dans le monde, jour de l'Innocence incarnée, jour de paix dans l'émerveillement de cette nuit, j'étais ébranlée par la terrible confrontation avec la réalité qui se jouait en moi !

Il y eut aussi des heures très douloureuses quand, dans notre entourage, certains n'ont pas saisi la souffrance que nous portions à vif, dans nos cœurs de parents éprouvés au plus profond d'eux-mêmes. Les paroles peuvent être terrible violence, le raisonnement et les conseils, formidable distance. Il fallait discuter, expliquer notre choix, apporter nos arguments sur les détails de ce cheminement alors que nous cherchions une main en secours, un élan pour nous soutenir, un sourire pour continuer à regarder la vie. Nous avions le cœur trop meurtri par l'effroyable peine d'accompagner notre cinquième enfant vers son terrible destin pour pouvoir faire face à cette incompréhension.

D'autres personnes, rencontrées par hasard et surprises de ce cheminement, m'interrogeaient toujours de la même manière : « Les médecins ne peuvent rien faire pour vous l'enlever ? » Voilà à quoi ce tout-petit que j'attendais était réduit : guère mieux qu'un kyste ordinaire, qu'une grosseur bénigne ? C'était à la limite du sordide et ma soudaine réaction laissait place à une certaine gêne. Je pleurais d'attendre un bébé trop handicapé pour vivre et pour soulager ma souffrance, on me proposait de le supprimer !

Incroyable illusion que l'on peut faire miroiter. Banalisation d'un geste redoutable. Transgression d'un interdit qui blesse au cœur, même s'il est devenu légal. Comment imaginer ne plus souffrir après, comment se reconstruire pour continuer à vivre ?

Et les débats autour de l'arrêt Perruche, qui occupaient cet automne les médias, nous atteignaient de plein fouet dans notre douleur de parents affrontant le diagnostic d'un handicap fatal à notre enfant... Comment regarder avec le cœur l'existence de ces tout-petits, malchanceux à la loterie génétique, comme un préjudice dont la naissance en certaines circonstances pouvait être indemnisable ?

Mais il y eut vraiment des jours de sérénité où, en famille, nous avons pu vivre tous les sept paisiblement, tous unis par la même tendresse ; des jours où la musique toujours présente me faisait goûter, avec mon tout-petit lové en moi, un surprenant état de grâce. Et puis, des kyrielles d'instants merveilleux sont venues apporter, dans la douceur d'une journée, un parfum inattendu. Les petits bonheurs de la vie quotidienne avaient alors une saveur particulière, les moments vécus avec chacun, sur un quai de gare ou ailleurs, une valeur authentique.

La vie en habit d'arlequin s'étirait peu à peu et Petit Emmanuel, en grandissant, a tout appris en quelques mois sur notre vie de famille : les retrouvailles avec Aude, les déclamations d'Hugues au théâtre, la soirée dansante, le téléphone qui sonne, le stress des matins scolaires, les courses à faire, les disputes entre frères ou les fous rires partagés ! Les mille petits riens qui occupent, parfois jusqu'à l'encombrement, les journées en famille.

Nous goûtions sa présence parmi nous et chacun à son tour venait, la main posée sur mon ventre bien arrondi, savourer ses coups de pieds, sa façon de se glisser dans son monde à lui.

Certains de nos proches ont accepté de nous accompagner et de partager le poids de cette peine : avec toute leur compassion et leur tendresse, ils nous ont suivis pas à pas, malgré leurs propres doutes et leurs peurs, découvrant avec nous ce chemin. Chacun, là où il était, avec sa richesse et ses qualités à lui.

Quel cadeau dans ces moments vécus ensemble, où les minutes valent des années, quand on peut être à visage découvert, le cœur grand ouvert pour dire et recevoir, pour cons- truire et tisser les liens essentiels ! Quelle vérité dans cette affection où je pouvais passer du rire aux larmes, de la légèreté d'un mot d'humour à l'expression de mon chagrin le plus profond, sans crainte, sans retenue. Merveille et douceur pour un cœur qui aime, un cœur qui souffre en aimant.

Ce chemin qui se dessinait peu à peu a posé l'horizon de notre vie d'aujourd'hui. Nous n'imaginions pas ce qu'il représenterait au jour le jour mais il nous a construits, dans ce face à face avec la mort annoncée de l'un des nôtres. En prenant acte de cette souffrance, nous nous sommes autorisés à rester dans le processus de la vie où Emmanuel pouvait prendre son temps pour vivre, naître et mourir enfin. Vivre toute sa vie, l'avoir en plénitude, sentir notre amour pour lui, avant de repartir. Nous nous sommes donné le temps de préparer cette échéance en devenant accompagnateurs de son destin, en renonçant peu à peu à un avenir construit avec lui, en accep- tant de voir se briser, dans notre cœur de parents, le mythe de l'enfant parfait !

★

Le mois de janvier allongeait son pas. Le temps se faisait plus long que d'habitude. Au creux de l'hiver, quand la lumière est basse, les sentiments se teintent souvent en gris.

Difficile de tenir le cap, de rester dans l'espérance ! Ma sérénité s'effilait et les enfants le ressentaient aussi. Pour garder en éveil notre capacité à goûter la vie, j'ai commencé à préparer nos vacances d'été au cœur des Pyrénées : sortir les cartes, imaginer notre prochain gîte, rêver... à la prochaine randonnée, rêver... au silence et à la paix des sommets. Se préserver dans la tête un espace de bonheur pour nous permettre de franchir l'obstacle qui nous attendait aux premiers jours du printemps.

Mais je ne voyais pas comment physiquement j'allais pouvoir attendre les deux bons mois qui me séparaient de la naissance : j'étais déjà forte et ne l'avais jamais été autant. Était-ce l'effet de l'âge ? Édouard, avec tendre malice, m'avait baptisée sa « maman ballon » !

Et puis, comment affronter ce qui nous attendait ? Je n'arrivais pas à imaginer ces moments à venir, j'en avais même des angoisses. Cela me semblait impossible : la naissance, le départ d'Emmanuel, les jours après... tout me faisait terriblement peur ! Quand la vie et la mort sont à ce point mélangées, il est difficile de ne pas faire d'amalgame, de ne pas songer à un risque éventuel pour soi, même si médicalement il n'est pas justifié[1].

En l'évoquant auprès du docteur N., au cours d'une consultation prénatale, celui-ci, dans une réaction toute spontanée, a clairement recadré les choses. Il était en charge de tout le suivi médical et était là pour m'assurer la plus grande sécurité, ma seule responsabilité étant d'arriver la mieux reposée possible. Son assurance et la fermeté de sa position eurent un effet immédiat, un formidable apaisement que j'ai pu transmettre à nos aînés qui, en retour, ont manifesté le désir de connaître celui qui avait pris en charge leur maman ! Histoire d'être, eux aussi, complètement rassurés pour passer les jours difficiles.

Brutalement, ce 22 janvier, en fin de journée, les événements commencèrent à se précipiter. Pourtant, tout avait été bien calme ce jour-là : lever tardif, déjeuner à la maison avec une belle-sœur, long bavardage sur le canapé... Rien ne laissait présager l'apparition dans l'après-midi des premières contractions, de

---

1. L'existence d'une maladie létale ou d'une malformation chez l'enfant à naître n'implique pas de risque vital pour la mère. Comme lors de toute grossesse, certaines complications peuvent néanmoins survenir et justifient donc un suivi régulier.

plus en plus précises, de mieux en mieux rythmées. Surtout, ne pas s'affoler. Comme d'habitude, assurer le retour des classes, préparer le dîner, veiller au travail scolaire. Mais le doute n'était plus possible. Vers 18 h 30, j'appelai le médecin. Par une chance incroyable, il était de garde ce soir-là. Comment filer à l'hôpital sans donner l'alerte aux enfants puisque je n'étais plus en état de conduire et que Xavier était en déplacement professionnel ? Au moment où je raccrochai, une amie m'appelait pour prendre de mes nouvelles... présence providentielle pour m'accompagner ! Sur un ton léger, j'annonçai à la cantonade que j'allais en consultation et qu'ils pouvaient dîner tôt sans m'attendre.

Tout était prêt pour eux. La panique rôdait seule dans ma tête : c'est moi qui n'étais pas prête à le voir naître et partir si vite, ce petit bonhomme. Je m'étais tout juste habituée à sa présence en moi. Un peu plus de six mois et demi de vie commune, c'était trop court. Le sentiment obscur de ne pas avoir assez profité de lui m'envahit, accaparée que j'étais par le chagrin de son prochain départ ; je voulais encore, mieux encore, lui parler, le caresser, prendre du bon temps ensemble avant qu'il ne soit trop tard !

« Mon Dieu ! Mon Dieu ! Mon Dieu ! Laissez-le-moi
Encore un peu, mon tout-petit ! [1]
Un jour, deux jours, huit jours…
Laissez-le-moi
Encore un peu, à moi…
Le temps de s'adorer, de se le dire,
Le temps de se fabriquer des souvenirs.
Mon Dieu ! Oh oui… mon Dieu !
Laissez-le-moi
Remplir un peu ma vie… »

Finalement ce n'était qu'une fausse alerte déclenchée par l'hydramnios dont je souffrais. Je n'étais pas inquiète de cette situation qui expliquait mes rondeurs et profitai de la possibilité de voir mon petit Emmanuel une fois de plus sur l'écran de l'appareil échographique. Moment privilégié pour tous les deux où je pouvais sentir et regarder en même temps ses mouvements [2] !

---

1. Dans le texte original : « mon amoureux ».
2. L'hydramnios est défini par un excès de liquide amniotique. Il s'agit d'une pathologie assez fréquente durant la grossesse, mais peu spécifique de la trisomie 18 : de nombreuses situations peuvent en être la cause. Sa survenue ne crée pas de risques maternels et sa prise en charge est généralement aisée.

Cette nuit-là, j'ai brusquement réalisé que je n'avais encore rien préparé pour son très court passage parmi nous. À mon tour de me secouer, afin d'assurer au temps de la naissance l'organisation d'un événement anticipé. Pour que tout soit en place. Pour qu'au cœur de la douleur, nous puissions tenir !

« Mon Dieu ! Mon Dieu ! Mon Dieu !
Laissez-le-moi
Encore un peu, mon tout-petit ! [1]
Six mois, trois mois, deux mois…
Laissez-le-moi
Pour seulement un mois…
Le temps de commencer ou de finir,
Le temps d'illuminer ou de souffrir,
Mon Dieu ! Mon Dieu ! Mon Dieu !
Même si j'ai tort,
Laissez-le-moi un peu…
Même si j'ai tort,
Laissez-le-moi encore… »

Préparer le faire-part qui annoncerait à la famille et aux proches le début et la fin d'une vie, celle de notre cinquième enfant ; trouver les mots justes pour exprimer notre chagrin, sans retenue, mais dire aussi notre paix de l'avoir

---

1. Dans le texte original : « mon amoureux ».

accompagné ainsi, lui le plus petit des petits d'homme.

Pour nous tous qui allions rester dans le monde des vivants, je voulais aussi trouver le prêtre qui saurait nous guider aux jours de l'épreuve, nous apporter soutien et présence, baptiser notre tout-petit et célébrer son enterrement. Lourde tâche, éprouvante mission que le père Jean-Luc, recommandé par notre fille aînée, a acceptée sans manifester le moindre trouble quant aux bouleversements à effectuer dans son calendrier déjà surchargé... Quelle paix intérieure pour nous donner ainsi le meilleur de lui-même, homme bouleversé par notre chagrin et prêtre pour nous garder sur le chemin de l'Espérance. Nous ne nous connaissions pas en janvier : aujourd'hui, il est dans notre famille, comme il aurait dû y être... depuis toujours ! La vie nous offre parfois d'étonnants raccourcis.

Acheter les premiers, et seuls, vêtements que porterait notre nouveau-né, n'ayant rien gardé de nos aînés. Je voulais quelque chose de simple et de beau à la fois, de tout blanc, avec un grand lange pour l'envelopper, le lange de ma tendresse qu'il emporterait comme un linceul. La vue de ces minuscules brassières et barboteuses de prématuré me chavirait le cœur ; la vendeuse qui avait dû deviner dans la tristesse de mon regard qu'un drame devait se jouer là, me regardait avec émotion : vite... choisir, régler mes achats et fuir pour pleurer en secret ! Une amie, une belle-sœur, avec affection, m'avaient proposé de m'accompagner ; j'avais préféré rester seule, inconnue dans la foule, pour offrir ces moments chargés d'émotion en cadeau d'intimité à lui, ce tout-petit qui me serait trop vite enlevé ! Que de larmes versées à laver et repasser ses petits vêtements, que d'amour exprimé dans ces gestes que j'aurais tant aimé refaire au quotidien pour lui, dans un avenir auquel il m'était interdit de rêver. Ils sont tellement banals que l'on oublie la tendre attention maternelle qu'ils portent en eux-mêmes, dans leur simplicité et leur répétition. Pour lui, notre petit Emmanuel, je n'ai pu les effectuer qu'une seule fois et, en les faisant, je n'étais qu'à lui : moments d'amour intense que, pour rien au monde, je n'aurais voulu éviter !

Enfin, ultime démarche, mais tellement douloureuse quand il s'agit de son enfant, organiser avec les pompes funèbres la fin de son passage sur terre, prévoir sa sépulture, loin de nos racines familiales, dans cette ville où nous venions d'arriver.

Voilà, les choses étaient en ordre. La naissance pouvait avoir lieu, Emmanuel venir nous révéler son visage. Mais mon cœur résolument n'était pas prêt, ne le serait jamais définitivement, pour ce face à face qui aboutirait forcément, tôt ou tard, à la séparation définitive. Alors me revenait dans la tête, en ritournelle, cette supplique d'amour, chaque fois que je prenais la route pour aller à l'hôpital, chaque fois que je pensais sa fin imminente :

> *« Mon Dieu ! Mon Dieu ! Mon Dieu !*
> *Laissez-le-moi*
> *Encore un peu, mon tout-petit !*[1]
> *Un jour, deux jours, huit jours...*
> *Laissez-le-moi*
> *Encore un peu, à moi... »*

Édith Piaf

---

1. Dans le texte original : « mon amoureux ».

L'ACCOMPLISSEMENT

Le jour de la naissance a été fixé avant le terme réel : césarienne suivie d'une hystérectomie, tout fut retenu pour le lundi 18 février. Les contraintes médicales qui pesaient sur cette fin de grossesse ne permettaient pas de laisser venir les choses naturellement, exigeant la coordination de deux équipes différentes. Et puis la volonté du docteur N. était là de vouloir assurer la présence de personnes capables de nous soutenir dans l'accueil si particulier de ce bébé différent. Me donner aussi l'occasion de rencontrer l'anesthésiste qui m'accompagnerait pendant les opérations prévues sous péridurale pour que je puisse rester consciente et accueillir notre fils. Faire la connaissance du pédiatre, spécialiste en néonatalogie[1], qui veillerait sur notre bébé

_____

1. L'accompagnement pluridisciplinaire inclut bien évidemment le pédiatre de maternité. Lors d'entretiens préna-

pour lui éviter d'éventuelles souffrances à la naissance : il m'a simplement demandé de lui accorder ma confiance, sans réserve, sur ce point-là.

Quelle turbulence de sentiments dans la tête quand j'ai appris la date retenue, quand le compte à rebours fut lancé. J'avais l'impression terrible de préparer la mort de notre fils. « Non, c'est le jour de sa naissance qui s'organise ! » a doucement rectifié mon mari. Et c'était tout simplement vrai : nous ne savions pas à l'avance combien de temps il pourrait vivre. Emmanuel devenait notre guide à tous, c'est lui qui mènerait les événements ; nous étions tous là pour l'accompagner le mieux possible dans sa vie.

Nous avancions vers une tempête d'émotions aux vents contraires : comment en sortirions-nous ? C'était le bout du chemin, mais dans quelle apothéose, avec l'incroyable joie de la naissance et l'insoutenable chagrin de son décès à venir.

---

tals, il peut rassurer les parents sur les possibilités d'accompagnement de leur enfant sans acharnement ni euthanasie. La médecine dispose aujourd'hui de moyens médicamenteux pour soulager une éventuelle souffrance physique ou des mouvements respiratoires spastiques, permettant, sans le provoquer, un décès paisible.

Et pourtant, ces derniers jours se sont déroulés dans la sérénité. Même si je dormais peu, mes nuits étaient calmes, sans angoisse. Mes journées, je les passais à me reposer, à écouter de la musique, à profiter de sa présence si forte en moi. Je ne sortais pratiquement plus, la famille et les amis se relayant pour me tenir compagnie.

Il fallait se préparer à le laisser partir, à accepter notre impuissance à le sauver. Le préparer lui aussi à ce qui l'attendait, lui dire de ne pas avoir peur, l'assurer qu'il ne serait jamais seul, mais accompagné de tout notre amour débordant jusqu'à son au-delà.

C'est le cœur parfaitement paisible que je suis partie le dimanche 17 pour la maternité et que je descendais le lendemain matin en salle d'accouchement ; nos aînés étaient là et avaient fait connaissance des lieux et de l'équipe médicale, tout était en place comme prévu. J'étais restée du côté de la vie jusqu'au bout avec notre fils Emmanuel, même si sa petite vie à lui allait bientôt s'arrêter là !

★

Emmanuel est né ce lundi 18 février 2002 ; il était 11 h 18. Son cœur s'est arrêté de battre à 12 h 30.

Quelle violence autour d'une vie si courte, quelle intensité inouïe dans ces minutes qui ont valeur d'éternité !

Mais une fois encore, ces temps extrêmes se sont déroulés dans un calme impressionnant. J'étais dans une bulle d'amour, malgré la houle de chagrin qui montait en moi. Xavier à ma droite, l'anesthésiste à ma gauche, nous avons pu accueillir notre bébé après que le docteur N. me l'eut présenté au-dessus du champ opératoire. Mais là, le fait d'apercevoir notre fils m'a subitement déchiré le cœur. J'étais bouleversée de le découvrir enfin et j'avais oublié qu'un bébé peut être si petit alors que je ne pouvais même pas le serrer dans mes bras, en geste de protection !

La sage-femme nous a apporté Emmanuel, enveloppé dans un grand drap, et l'a maintenu contre mon visage, sur le haut de la table d'opération. Et merveille entre toutes, c'est en m'entendant l'appeler, en reconnaissant ma voix, qu'il a poussé ses premiers cris : des petits cris, pas très vigoureux, mais suffisants pour nous manifester qu'il était bien là, vivant avec nous, et qu'il m'avait reconnue. Ses yeux se sont ouverts, il a bougé les mains et mon cœur était complètement ébranlé de découvrir notre enfant nouveau-né si beau ! Notre communion intérieure s'est trouvée, à l'instant donné, prolongée dans le monde visible par le cadeau qu'il venait de me faire.

Le visage du médecin est apparu au-dessus du drap qui avait été tendu pour me cacher le champ opératoire. Il l'avait entendu crier et voulait prendre la part qui lui revenait dans ce temps si intense.

Mais le plus incroyable, c'est qu'à ce moment-là, j'avais tout oublié de sa maladie. Le désir de voir la vie vaincre la mort est plus fort que tout ; comme un raz de marée, il nous emporte dans le fol espoir de vouloir gagner cette victoire impossible. Je ne pouvais pas me résoudre à voir mon fils perdre ce combat de la vie et voulais lui transmettre, avec l'énergie du désespoir, la force de vivre. Je l'appelais, lui confiais à l'oreille mes mots d'amour, le caressais de mes mains maladroites…

Que ces minutes ont été longues et en même temps trop courtes pour apaiser mon cœur, partagé entre la joie et la douleur, dans une intensité inimaginable !

Mais très vite, sa petite vie s'est ralentie, la hernie du diaphragme ayant empêché ses poumons de se développer et de s'ouvrir sous l'impulsion de ses premières respirations ; celles-ci se sont alors arrêtées et… doucement il est parti dans le coma. Sans que personne n'ose me confirmer la triste réalité, j'ai pressenti que déjà la fin s'approchait. Il m'avait tout donné, dans un seul élan de vigueur, à l'appel de ma voix, ce fils tant aimé ; comme un artiste tirant son dernier salut, il me montrait qu'il ne pouvait pas aller plus loin, mon bébé d'amour !

Alors, la sage-femme l'a emporté pour l'habiller et le confier à son papa afin de le montrer à ses frères et sœur tant qu'il lui restait un souffle de vie. Le père Jean-Luc, qui attendait avec eux dans une pièce voisine, a célébré son baptême, avec toute la délicatesse possible pour un nouveau-né bouleversant dans sa fragilité !

Seul moment de notre vie familiale où nos cinq enfants ont été visiblement réunis, moment d'intense émotion pour nos grands qui l'avaient attendu avec tant d'affection, temps de douleur aussi car ils voyaient déjà que leur petit frère allait bientôt atteindre l'autre rive.

Quelle étonnante destinée que ce passage éclair dans nos vies, mais quel changement ! Plus rien ne serait comme avant. Notre livret de famille en porte aujourd'hui la trace écrite.

Emmanuel m'a été rapporté grâce à la maternelle intuition d'une infirmière du bloc opératoire alors que la seconde opération était en cours. Tandis que l'anesthésiste me soutenait avec tant de force et de douceur réunies et que les médecins, derrière le champ opératoire, s'affairaient sur mon corps anesthésié, il s'est endormi à jamais, serré contre mon visage, paisiblement, bercé par ma tendresse... Aucun mot ne peut transcrire ces derniers instants, ils sont marqués au fer rouge dans mon cœur !

★

Voilà, rien de plus, mais rien de moins non plus ! Notre Emmanuel a vécu toute sa vie : petite vie que nous avons respectée dans sa totalité, que nous avons acceptée dans sa fragilité ! Il fut entouré de toute l'attention médicale possible jusqu'à atteindre les portes de la mort. Accompagnement complet, soins palliatifs prévus si le besoin était apparu, au lieu de l'euthanasie si souvent pratiquée.

Dans les douleurs de l'arrachement vécu après son départ, nous y avons puisé un immense sentiment de réconfort. Tout était accompli ! Nous avions été, pour lui et avec lui, jusqu'au bout de son chemin de vie, dans le plein aboutissement de notre rôle ! Il nous restait à surmonter notre terrible chagrin pour pouvoir repartir dans la vie qui nous attendait déjà.

> *« Prendre un enfant par la main,*
> *Pour l'amener vers demain,*
> *Pour lui donner la confiance,*
> *Prendre un enfant pour un roi.*
> *Prendre un enfant dans ses bras,*
> *Et pour la première fois,*
> *Sécher ses larmes en étouffant de joie,*
> *Prendre un enfant dans ses bras. »*

★

Rentrer dans ce processus de deuil, même purifié de tout remords, fut un cheminement très douloureux. Parce que ce deuil est celui de son enfant. De son enfant nouveau-né. C'est un arrachement physique, un vide absolu pour un corps qui reste longtemps tourné vers la maternité. De toutes les fibres de mon être, corps et cœur liés, je souffrais atrocement de cette absence, comme d'un silence effrayant. Vidée de sa présence, vidée de moi-même ! Une rupture totale, sans aucune transition. Cela reste d'ailleurs longtemps l'épreuve de ce deuil, si particulier et souvent méconnu.

Le retrouver physiquement, serrer son petit corps contre mon cœur, sentir le poids de sa tête au creux de mes bras devenaient pour moi un besoin irrésistible, même si cela peut paraître morbide ; c'était tout simplement apaiser la douleur de mes bras vides et apprivoiser son absence trop brutale.

Alors, tous les jours, je descendais, accompagnée de Xavier ou de l'aumônier de l'hôpital, pour reprendre avec moi le corps tout petit de ce bébé trop vite parti... Instinctivement, je le berçais tandis que mon cœur pouvait s'abandonner et vider cette immense fontaine de larmes qui l'inondait. À chaque fois, j'apprenais à me détacher peu à peu de lui ; tout en me donnant encore un peu de temps, je préparais doucement notre séparation.

Puisque nous vivons dans la durée, il faut pouvoir redonner un peu d'épaisseur au temps quand il fut si court. Puisque nous sommes des êtres de chair, il faut que notre mémoire fixe ses images sur un visage et apprenne à le connaître. Les souvenirs de la naissance d'Emmanuel étaient trop fugitifs et trop bancals pour apaiser ma douleur. En leur redonnant du poids chaque jour, par les moments passés auprès de son petit corps, je calmais de façon étonnante la brûlure de mon cœur maternel. Je donnais à son absence un peu plus de consistance. Il était bien là, il était bien lui ; même décédé, il restait mon enfant !

> « *Prendre un enfant par le cœur,*
> *Pour soulager ses malheurs,*
> *Tout doucement sans parler, sans pudeur,*
> *Prendre un enfant sur son cœur.*
> *Prendre un enfant dans ses bras,*
> *Mais pour la première fois,*
> *Verser des larmes en étouffant sa joie,*
> *Prendre un enfant contre soi.* »

Et puis le film de sa vie s'est achevé sur ces dernières images : celle de sa mise en bière où il me fallait apprivoiser ma douleur de le perdre, en le voyant une dernière fois ! Déchirure de mon cœur de le voir là, si petit, abandonné dans ses langes, pour s'éloigner définitivement de notre regard. Celle de son enterrement où l'éclatante blancheur de son immense robe de baptême posée sur le cercueil adoucissait la cruauté de l'événement ! Où la présence de nos grands pour entourer leur petit frère nous désignait déjà le chemin de la vie.

Temps du chagrin extrême, moments des derniers arrachements où seules la tendresse et la compassion débordantes de nos plus proches nous ont permis de tenir debout ! Temps des derniers adieux vécus, non pas dans la solitude d'un hôpital, mais au grand jour dans notre paroisse.

La sollicitude de nos familles, amis et collègues avait pour nous une signification essentielle : ils le reconnaissaient tous comme notre cinquième enfant, nous n'avions pas à cacher notre souffrance. Et dans cette reconnaissance, se construisait peu à peu notre deuil !

★

Longtemps, le chagrin est resté violent dans mon cœur. Malgré ma sérénité, c'est un chagrin qui fait mal, comme une douleur suraiguë. La fontaine de larmes qui m'envahissait parfois jusqu'à l'étouffement, il m'a fallu encore et encore la vider au fil des jours, librement la laisser déborder.

Certains ne comprennent pas que la souffrance ne se mesure pas à la durée de la vie mais à l'intensité de l'amour qui l'a habitée. Emmanuel, s'il n'a fait que traverser nos vies, a suscité en nous un débordement d'amour. Et je lui ai donné, dans les minutes vécues ensemble, dans ce passage de sa naissance à sa mort, la tendresse maternelle de toute une vie, en un condensé fulgurant...

Chacun de nos enfants, à des moments bien particuliers, m'a comblé en retour de merveilleux témoignages d'attachement, purs cadeaux du cœur, réalisés dans leur diversité et leur richesse : présence silencieuse de ma fille aînée, dernières blagues de Laurent, paroles d'amour ! Hugues, le soir du 18 février, m'a regardée intensément à travers ses larmes et m'a assuré qu'il savait maintenant que je l'aurais aimé, lui aussi, comme cela, jusqu'au bout, s'il avait eu un handicap ! Et Édouard, le lendemain de l'enterrement de son petit frère, m'a révélé que pour eux tous, le fait de me voir enceinte avait été une expérience inoubliable : ils y avaient découvert avec quel amour j'avais dû les attendre, chacun leur tour !

« Prendre un enfant par la main,
Et lui chanter des refrains
Pour qu'il s'endorme à la tombée du jour,
Prendre un enfant par l'amour.
Prendre un enfant comme il vient,
Et consoler ses chagrins,
Vivre sa vie des années puis soudain,
Prendre un enfant par la main,
En regardant tout au bout du chemin,
Prendre un enfant pour le sien. »

Trésors de tendresse, élans d'affection, voilà ce que notre petit Emmanuel nous a obtenu. Nous ne sommes plus les mêmes et nous ne savions peut-être pas de quelle capacité nous étions emplis. Cette incroyable aventure, vécue dans la souffrance et les larmes, a creusé nos cœurs ; l'amour brûlant que nous gardions pour ce tout-petit déborde aujourd'hui et nous fait goûter intensément la vie partagée en famille.

★

Je ne voulais pas reprendre trop vite le rythme de la vie quotidienne. Je ne le pouvais même pas : un immense besoin de douceur, de paix et de ralenti dans les gestes m'habitait, après l'effroyable turbulence passée. J'avais aussi peur des jours prochains, peur d'oublier Emmanuel dans l'avenir, peur de repartir avant d'avoir guéri ce cœur qui avait tant pleuré.

Aller au bout de mon chagrin. Sans brûler les étapes. Le réaliser pour mieux vivre après. Ne pas faire semblant d'aller bien quand le corps est encore douloureux, le cœur brisé par cette énorme blessure d'avoir attendu un bébé handicapé, d'avoir vu la mort l'emporter, après lui avoir donné la vie !

Tolérer que notre cinquième enfant soit venu inverser l'ordre naturel de la vie en nous précédant dans l'au-delà. Se résigner à le savoir là, dans la terre froide du cimetière... véritable torture pour nos cœurs de parents.

Il faut laisser s'exprimer cette déchirure pour qu'elle ne se referme pas trop vite, au risque d'empoisonner le futur. Laisser le temps apporter son apaisement, s'accorder librement toutes les occasions de le faire revivre, ce tout-petit, par la parole, les photos, les souvenirs évoqués. Je lui donnais d'exister un peu plus dans le monde des vivants, il était là avec nous, présent dans notre vie, lui l'enfant-éclair, lumière de notre aujourd'hui.

Essayer d'oublier la rencontre avec une femme médecin qui, sans voir de différence entre l'euthanasie d'un enfant à naître et l'accompagnement que nous avions vécu pour Emmanuel, m'avait assurée que je me sentirais un jour coupable... Ce fut la première fois que la révolte a grondé en moi : tout ce cheminement dans l'amour jusqu'à sa mort pour être finalement submergée par la culpabilité ? C'était incompréhensible. En reprenant pas à pas, avec le docteur N., les événements de ces derniers mois, j'ai retrouvé l'apaisement. Tout ce qu'il fut possible d'accomplir pour notre petit Emmanuel l'avait été. Cela résonnait en vérité dans mon cœur blessé d'avoir perdu son petit, meurtri par cette fatalité, mais aucun remords ne pouvait venir le troubler, c'était évident maintenant.

Accepter aussi le temps de la solitude, réapprendre à vivre sans soutien, après tant d'accompagnement[1], alors que nous étions deux pendant des mois et qu'il n'était plus là pour prolonger

---

1. La conjonction du deuil et du post-partum rend cette période très difficile, aggravée par la sortie de l'hôpital : les patientes ne sont plus en contact direct avec le personnel médical qui les a accompagnées dans leur drame. De plus, leur entourage est souvent « mal à l'aise » et tout ceci crée involontairement une impression de solitude. Les patientes éprouvent alors le besoin de revoir les soignants. L'accompagnement dans ces moments-là est d'une importance fondamentale. L'objectif final reste pourtant de leur permettre de se détacher progressivement de l'hôpital où elles ont vécu des instants si dramatiques, afin de tourner la page sans oublier.

notre intimité dans le face à face merveilleux de la naissance. Dépasser les ténèbres du miroir qui renvoyait l'image, brouillée par les larmes, d'un visage de maman perdue dans son chagrin.

De quelles relations nouvelles nous faut-il inventer le chemin, lui dans l'au-delà, moi encore sur terre ? Accepter cette violence et continuer avec lui notre route, dans un cœur à cœur permanent. Vivre la réalité de son absence et laisser la page qui reste encore à écrire : celle de sa place à venir dans notre famille, en lui donnant l'espace et le temps d'être toujours avec nous.

★

Il me reste aujourd'hui quinze photos d'Emmanuel. Quinze photos pour dire toute une vie. Atroce douleur et comble de l'émerveillement ! Il est là, blotti contre mon visage, poussant son premier cri, jeune baptisé dans les bras de son papa ou allongé sur moi, après son décès. Rien d'autre et pourtant elles sont tout...

Ces photos, je les ai apprises par cœur : comme une maman qui contemple son nouveau-né, j'en connais aujourd'hui les moindres détails et mon chagrin s'est apaisé dans cette contemplation. Elles ne me quittent pas et je les garde comme un fil rouge tendu entre nous deux.

Petit bébé au visage serein, ces photos me disent qu'il n'a pas souffert et qu'il s'est endormi paisiblement.

Petit bébé au visage fin et ravissant, elles me rassurent aussi. Derrière les termes effrayants de « trisomie 18 » et de « hernie diaphragmatique », se cachait un beau bébé, ressemblant à ses aînés. Seul un signe extérieur, que je connaissais d'avance, manifeste la maladie chromosomique qui le frappait : ses petites mains fermées, bien serrées, avec un index replié en accent circonflexe. Si peu de chose… au regard de l'effroi que l'on peut susciter par des mots inconnus !

★

Souvent il me fut proposé de partir, de m'éloigner, pour oublier un peu… Seule ou avec mon mari pour nous retrouver tous les deux. Il était encore trop tôt. Il fallait attendre le temps des premiers apaisements pour ne pas courir le risque de tomber encore plus bas.

Si le temps peu à peu adoucit la peine, il peut aussi apporter la tentation de ne plus oser vivre pleinement avec ceux qui nous entourent. Tentation de ne plus savoir prendre la vie à bras le corps, dans la ferveur et l'enthousiasme ; comme si cette épreuve nous avait brisé les ailes, comme si elle nous interdisait d'aimer à nouveau intensément puisque la vie pouvait apporter tant de souffrances. Peur de trahir mon bébé décédé, peur de me choquer moi-même, en reprenant le goût de vivre, sans donner l'impression que tout est effacé, déjà rentré dans le passé.

Et puis, j'étais incapable de m'éloigner du cimetière où, une fois par semaine, j'éprouvais le besoin de m'occuper de sa petite tombe, comme une maman qui viendrait le soir border son enfant dans le lit.

En prenant toute la mesure de mon chagrin, en m'autorisant à l'exprimer sans retenue, je découvrais qu'un nouveau mode de vie m'attendait : rire avec un cœur qui aura toujours un petit à pleurer, chanter avec une voix qui gardera une tendresse pour lui, danser avec des bras qui auraient aimé le bercer... mais, en même temps, aimer la vie pleinement !

Il sera toujours présent dans nos cœurs, jamais oublié, et l'amour nous autorise à vivre ce grand écart, entre lui et nous, dans une sérénité retrouvée.

Ainsi est arrivé, deux mois plus tard, le moment de partir pour une cure de repos que m'offrait Xavier, en cadeau de gratitude pour ce fils donné, en apaisement de toutes les turbulences traversées ! Bienfaits de l'eau qui lave le corps de toutes ses blessures, bienfaits des mains qui dénouent les nœuds du corps, bienfaits du milieu marin qui recharge en énergie.

Notre médecine occidentale oublie parfois que corps et esprit, nous ne formons qu'un. Même si cliniquement nous allons bien, nous ne sommes pas pour autant en état de reprendre la route. L'élan qui nous portait dans la vie a été coupé ; il faut alors le rétablir et trouver les moyens pour y arriver. Au bord de la Méditerranée, il m'a été donné de le faire, dans la douceur du printemps et la paix du moment. C'était sans doute un luxe, mais un luxe qui n'était pas du superflu.

Je suis rentrée le corps léger et le cœur apaisé, en harmonie l'un avec l'autre. Après avoir déserté ce corps trop douloureux, je l'occupe dans tout son espace et je m'en trouve bien.

★

Cette histoire s'achève ici. L'aurore s'est levée et j'ai rouvert la porte au monde qui m'entoure. Même si je reste encore un peu fragile et fatiguée, je peux le retrouver avec plaisir.

Emmanuel, notre cinquième enfant, est passé dans nos vies. Il nous manquera toujours jusqu'à nos retrouvailles dans l'au-delà mais son absence visible s'est transformée en présence intérieure : je le vois par le cœur et cela est essentiel. Il est là, dans notre famille réunie, librement évoqué dans nos conversations, son histoire facilement racontée, souvent visité dans sa dernière demeure parmi nous.

Aujourd'hui, une grande sérénité cohabite avec mon chagrin encore très présent, dans un sentiment étonnant de plénitude. Plénitude de cet amour gratuit, totalement donné. Plénitude de ce chemin accompli en vérité. Plénitude de cette relation menée jusqu'au bout. Où nous avons pu vivre « tout ce qu'il reste à faire quand il n'y a plus rien à faire[1] ». Où, soutenus dans notre chagrin, nous avons donné à notre Emmanuel le droit de tout vivre de sa vie. Où il était possible de croire que « ces situations tant redoutées puissent être l'occasion de vivre des moments inestimables de rencontre vraie et affective[2] ».

Nous avons traversé la grande épreuve où les jours côtoient l'éternité et retrouvons les eaux tranquilles d'une vie ordinaire, le cœur plus ouvert encore à la beauté de la vie, le cœur encore brûlant des moments intenses vécus ensemble.

La force des relations tissées dans ces moments-là nous fait goûter la douceur de cette fraternité partagée : frères, amis, médecins et prêtre, nous les avons tous embarqués dans cette

---

1. Docteur Th. Vanier, citée dans *Ne pleurez pas, la mort n'est pas triste* de E. Mathieu-Riedel.

2. *Nous ne nous sommes pas dit au revoir* de Marie de Hennezel, p. 14.

surprenante destinée où nous avons apprécié le meilleur de la vie.

« La grandeur d'un métier est peut-être avant tout d'unir les hommes : il n'est qu'un luxe véritable et c'est celui des relations humaines. » (Antoine de Saint-Exupéry, *Terre des Hommes*)

Et toi, petit Emmanuel,
que nous avons pris par le cœur
pour t'amener jusqu'au bout du chemin,
tu nous laisses, pour toute consolation,
cette dernière chanson !

« Prendre un enfant par la main,
Pour l'amener vers demain
Pour lui donner la confiance,
Prendre un enfant pour un roi…
Prendre un enfant par le cœur,
Pour soulager ses malheurs
Tout doucement sans parler, sans pudeur,
Prendre un enfant sur son cœur…
Prendre un enfant par la main,
Et lui chanter des refrains
Pour qu'il s'endorme à la tombée du jour,
Prendre un enfant par l'amour… »

Yves Duteil

ÉPILOGUE

Octobre 2002

Aujourd'hui, le berceau est vide, son absence douloureuse et le chagrin encore à vif dans mon cœur, avec des larmes qui jailliront encore pendant longtemps à l'occasion de subtiles émotions. Débordements d'un cœur maternel. Et pourtant la vie a repris et je vais bien, étonnamment bien.

Ce cheminement que nous avons accompli tous ensemble depuis l'automne dernier nous a apporté une incroyable sérénité, un sentiment d'accomplissement total, l'impression d'avoir passé des temps intenses autour d'Emmanuel en l'accompagnant dans sa vie raccourcie. Et la dimension de ce temps est celle de la plénitude.

Respecter, pour chacun d'entre nous, les ressorts les plus profonds de notre humanité nous a donné de vivre cette épreuve comme un chant d'amour, dans un regard chargé de tendresse et de respect à l'égard du plus petit.

Aller le plus loin possible dans la relation avec celui qui va mourir, même s'il s'agit d'un enfant à naître, nous a laissé le temps de tout donner, de tout se dire et nous autorise à repartir dans la vie totalement. Nos quatre aînés nous l'ont magnifiquement démontré en terminant leur année d'études avec de très beaux succès.

Aujourd'hui, c'est sans remords, sans culpabilité que la vie m'a reprise et je l'expérimente très concrètement quand je rencontre un bébé : j'aime le prendre dans les bras, le câliner et je le fais sans tristesse ni arrière-pensée. Cela est même paix à mon cœur, lui qui a été brisé dans son élan maternel. Ma tendresse déborde devant les petits et me donne de sourire de nouveau à la vie !

En étant accompagnés par nos proches, nous avons partagé notre détresse et apaisé nos angoisses. Alors ce chemin, impossible à réaliser dans la solitude, est devenu chemin de vérité pour tous. Et là, dans la violence des événements vécus, j'ai découvert la force de la douceur : celle des gestes et des mots prononcés, celle du regard qui console, de la présence qui soutient. Parfois, ce n'étaient que des petits riens semés sur ma route, mais tellement précieux pour soulager la souffrance. Et dans mon apaisement d'aujourd'hui, cette douceur est entrée dans mon cœur.

En recevant une attention médicale complète, j'étais assurée de pouvoir vivre jusqu'au bout ce lien très mystérieux qui unit une maman avec le tout-petit qu'elle porte au plus secret d'elle-même. Et cet accompagnement m'a donné la force d'accomplir notre « au revoir » !

> Accepter les limites de la médecine, sans tricher,
> regarder notre souffrance en face, sans chercher à
> l'esquiver,
> affronter la mort à son heure, sans vouloir
> l'anticiper,
> c'est tout cela que j'ai appris avec Emmanuel,
> c'est pour cela que je reprends TOUT de la vie !

Et j'ai trouvé, au cœur de cette épreuve, le sens de toute vie : amour et vérité qui se rejoignent pour faire briller la merveille de la rencontre avec l'autre, miroir pour soi-même de nos liens fraternels, exigence de notre humanité.

Cette expérience semble paradoxale mais le paradoxe n'est qu'apparent. En découvrant plus tard l'expérience vécue dans les unités de soins palliatifs, j'ai compris l'importance de l'accompagnement face à la mort et, dans un effet de retour vers le passé, j'ai pu relire notre histoire avec Emmanuel et mes mois d'attente. S'agissant d'un adulte comme d'un enfant à naître, seule la mort accompagnée peut relancer dans la vie. Et c'est peut-être là qu'il faut aller puiser, dans le savoir-faire des personnes qui œuvrent dans ces unités, pour dessiner un nouveau mode d'accompagnement de ces grossesses, quand la mort risque de côtoyer de plus ou moins près l'heure de la naissance.

Afin d'offrir un véritable choix aux mamans confrontées à de tels diagnostics,
afin de laisser aux maternités leur rôle de lieux d'éveil à la vie !

RÉFLEXIONS AUTOUR D'UN BERCEAU VIDE

ou comment introduire la démarche des soins palliatifs en maternité.

Isabelle de Mézerac et le docteur
Jean-Philippe Lucot
avec le concours du docteur Donatien Mallet,
responsable de l'Unité de soins palliatifs de
l'hôpital d'Haubourdin

INTRODUCTION

Par le Professeur Francis Puech,
Professeur des Universités,
Chef de service du Centre pluridisciplinaire de diagnostic
anténatal, Maternité Jeanne-de-Flandre, CHU de Lille.

Le témoignage de Mme de Mézerac est très important car il vient catalyser, construire un processus entrepris dans notre service depuis plusieurs années, dont nous pressentions la nécessité mais qui n'avait pas pris le développement qu'il mérite.

La société actuelle permet l'interruption volontaire de grossesse pour motif médical lorsqu'il existe « une forte probabilité que l'enfant à venir soit porteur d'une affection d'une particulière gravité, considérée comme incurable au moment du diagnostic ». C'est une éventualité à laquelle est confrontée régulièrement toute équipe d'un centre pluridisciplinaire de diagnostic prénatal.

En dehors de cette hypothèse, il reste l'éventualité de la découverte anténatale d'une affection létale, avec une durée de vie pour l'enfant allant de quelques heures à quelques semaines. Que proposer dans cette autre circonstance ? Doit-elle ou peut-elle être abordée de façon identique à la première éventualité, c'est-à-dire avec une interruption de la grossesse, ou bien y a-t-il une place pour la poursuite de la grossesse ? Si la réponse paraît évidente après la lecture d'*Un enfant pour l'éternité*, elle nécessite néanmoins un travail d'appropriation pour tout médecin confronté à cette situation.

Dans tous les cas, l'annonce d'un diagnostic d'une affection grave et incurable ou d'une affection létale doit être accompagnée dans tous les sens du terme : accompagnée en raison de l'état de sidération dans lequel les parents peuvent se retrouver, accompagnée de commentaires accessibles, d'une éventuelle aide psychologique et fondamentalement de notre humanité, ce qui est essentiel. Cet accompagnement doit laisser place à toutes les possibilités qui doivent pouvoir s'exprimer en toute liberté : bien sûr, dans une société où la mort en général est de plus en plus médicalisée (la majorité des décès se font à l'hôpital), la réalisation d'une interruption de grossesse « d'indication médicale » est une tentation simplifiant, en tout cas « encadrant » une situation extrêmement douloureuse pour le couple et peut-être pour le soignant.

Le témoignage que nous pouvons lire ici et le choix identique fait par d'autres couples montrent à l'évidence qu'il est en fait nécessaire d'éviter d'entrer dans cette intervention systématique et qu'il faut au contraire laisser la place à l'expression du couple qui peut de lui-même, avant que ne lui soient faites d'autres propositions, faire la demande de poursuivre la grossesse. Si cette demande n'est pas exprimée par les parents, c'est à l'équipe médicale d'informer de la possibilité de poursuivre la grossesse, donnant ainsi à l'enfant une vie « finie » et non interrompue, même si celle-ci est limitée à quelques heures, quelques jours ou semaines.

Cette démarche implique toutefois un certain nombre de conditions :

– Celle de donner, ou de pouvoir donner une signification à cette vie, aussi courte soit-elle. La restauration de l'image de l'enfant à naître en tant qu'« enfant » est capitale, car elle disparaît souvent derrière le diagnostic qui peut détruire par sa violence l'identité, voire la présence de l'enfant à naître *in utero*.

– Celle de se donner le temps d'annoncer, de réfléchir, de prendre la décision, ce qui est une nécessité dans tous les cas, mais qui prend ici une valeur tout à fait particulière.

– Enfin, celle d'accepter de ne pas avoir la maîtrise de la mort de son enfant, mais aussi d'accepter de ne pas avoir la maîtrise de sa propre souffrance morale.

Le témoignage que nous donne Mme de Mézerac montre de façon éclatante qu'une fois franchi le cap de l'acceptation, tout bascule et prend du sens, tout est donné et les forces que l'on pouvait craindre manquer viennent aux moments nécessaires. En ce sens, refuser de maîtriser la mort de son enfant peut restaurer la fonction parentale.

Son écrit est essentiel car il dit mieux qu'un soignant que non seulement cette démarche est possible, mais aussi combien elle est riche, constructive, accomplie.

Dans ces circonstances, l'accompagnement de la vie intra-utérine ou de la vie aux premières heures ou dans les premiers jours après la naissance peut, à l'évidence, être comparé aux soins palliatifs de fin de vie, à « l'accompagnement de fin de vie ». Mais ici, la vie et la mort sont « associées » et, si l'accompagnement s'apparente aux soins palliatifs pour l'enfant nouveau-né, la maman doit rester au centre des préoccupations sur le plan médical, mais aussi psychologique, lui donnant toutes les conditions nécessaires pour assumer cette période de grande vulnérabilité.

Cette démarche implique que toute l'équipe médicale et para-médicale (obstétriciens, sages-femmes, néonatologues, pédiatres, puéricultrices) soit investie et organisée pour cette prise en charge, ce qui est simple et habituel dans un service néonatal et peut l'être moins dans un service de suites de couches en maternité.

Le témoignage de Mme de Mézerac et la réflexion engagée à cette occasion au sein de notre équipe nous ont confortés dans le bien-fondé de la démarche, dans le bénéfice que peuvent en tirer les mamans ; cela nous a amené à constituer un groupe de travail pluridisciplinaire cette fois-ci, s'ouvrant sur l'expérience du docteur Mallet, responsable de lits de suite et de soins palliatifs, afin d'élaborer des propositions engageant plus encore l'équipe à travailler et surtout à organiser la prise en charge de ces grossesses et leur accompagnement en post-natal.

Francis Puech

Lorsqu'une malformation létale est dépistée *in utero*, le corps médical propose en général aux parents de pratiquer une interruption médicale de grossesse. À travers l'histoire d'Emmanuel, se dessine la possibilité, comme cela se fait auprès des personnes adultes, d'introduire une autre voie, un autre espace de liberté : celle de poursuivre la grossesse et d'être accompagnée dans ce choix-là ! Un parallèle lumineux apparaît alors avec la pratique des soins palliatifs.

Dans le préambule de ses statuts, la Société Française d'Accompagnement et de Soins Palliatifs les définit comme « des soins actifs dans une approche globale de la personne atteinte d'une maladie grave évolutive ou terminale. Leur objectif est de soulager les douleurs physiques ainsi que les autres symptômes et de prendre en compte la souffrance psychologique, sociale et spirituelle ».

« Les soins palliatifs et l'accompagnement sont interdisciplinaires. Ils s'adressent au malade en tant que personne, à sa famille et à ses proches, à domicile ou en institution. La formation et le soutien des soignants et des bénévoles font partie de cette démarche. »

« Les soins palliatifs et l'accompagnement considèrent le malade comme un être vivant et la mort comme un processus naturel. Ceux qui les dispensent cherchent à éviter les investigations et les traitements déraisonnables. Ils se refusent à provoquer intentionnellement la mort. Ils s'efforcent de préserver la meilleure qualité de vie possible jusqu'au décès et proposent un soutien aux proches en deuil. Ils s'emploient par leurs pratiques cliniques, leur enseignement et leurs travaux de recherche, à ce que ces principes puissent être ratifiés. »

La démarche des soins palliatifs doit être modulée afin de l'adapter à la maternité puisque la personne au seuil de la mort est un bébé à naître et que son entourage le plus proche est le couple de ses parents et notamment la femme qui le porte. La particularité de cette démarche est d'agir en deux temps : le temps de l'accompagnement de la future mère pendant sa grossesse, puis celui de son enfant à la naissance. Elle signifie un changement de regard sur toutes les composantes humaines et médicales de la situation.

Le rapport au temps

L'approche palliative valorise le quotidien. C'est une philosophie du quotidien, de l'« ici et maintenant ». Il s'agit d'aider la personne et son entourage à vivre, jour après jour, le temps à venir qui échappe à la maîtrise.

Dans le cadre d'une grossesse portant un pronostic de létalité, le quotidien peut être envahi par la peur d'un avenir représenté uniquement dans une image morbide, celle de la mort de l'enfant. C'est probablement la peur de prolonger la souffrance chez la patiente qui freine le médecin à proposer la poursuite de la grossesse.

Mais en réintroduisant la dimension du quotidien dans l'expérience maternelle, le médecin apprend à valoriser le présent, tout en prenant soin du passé qui peut envahir le vécu si intense de cette maternité, tout en veillant au futur qui peut effrayer. Et la maman va pouvoir réintégrer, dans son expérience, la valeur de ce temps donné pour profiter de son bébé à naître.

Le temps n'est plus conçu comme un élément que l'on chercherait à maîtriser, à raccourcir, mais plutôt comme une donnée structurante de l'expérience humaine, un axe à respecter.

La sensation d'existence dans le regard de l'autre

L'approche palliative accorde une grande importance au regard que nous portons sur l'autre souffrant, regard qui est porteur de vie ou de mort. Les soignants peuvent alors témoigner par leur attitude que le malade demeure un vivant et ne disparaît pas derrière la nouvelle représentation qui est donnée de lui. Cet apprentissage du regard, qui se porte au-delà de la situation, peut être aussi acquis par l'entourage de la personne en fin de vie.

Lors de l'annonce du diagnostic d'une malformation grave touchant un bébé à naître, la maman et son entourage sont le plus souvent sidérés, envahis par une représentation de l'enfant où ne siège que la malformation. Le travail du médecin aura alors comme visée de réintroduire un regard plus global qui perçoit l'enfant dans son existence propre, ne le réduisant pas à ses malformations. L'attitude des soignants apparaît donc prépondérante. Ils peuvent aider les parents à se réapproprier leur bébé dont la représentation a été troublée, voire détruite, par l'imagerie médicale.

Le médecin se trouve dans une position de médiation qui peut paraître d'autant plus difficile à tenir que son propre regard est structuré par la démarche d'élaboration d'un diagnostic. Il lui faut donc prendre un certain recul dans son rôle d'investigation pour accomplir ce revirement et accompagner les parents dans cette période si douloureuse. Il ne s'agit plus de progresser dans le diagnostic en multipliant les examens.

Et paradoxalement, l'échographie, initialement crucifiante par la vision focalisée sur le handicap, peut servir d'instrument à une formidable ouverture. En suivant les étapes du développement de l'enfant, en donnant par anticipation l'image de son bébé à la maman, elle permet de réintroduire son humanité.

L'accompagnement pluridisciplinaire de la grossesse

L'accompagnement est au cœur de l'approche palliative : c'est son socle. Il s'agit d'être à côté, dans une attitude de proximité, de disponibilité, d'attention et de respect. L'accompagnant se veut solidaire de ce que vit la personne souffrante, sans chercher à rationaliser, ni à tout maîtriser. Bien au contraire, il en accepte l'ambivalence, la complexité des émotions ou des discours.

En maternité, cet accompagnement devient fondamental et ne peut se faire que dans la pluri-disciplinarité, aucune compétence isolée n'ayant la réponse complète face à la souffrance des futurs parents, chacun avec son vécu personnel. Autour du médecin soignant et en tenant compte de la présence de l'entourage dans la démarche de la femme enceinte, des bénévoles ou des spécialistes interviendront avec efficience : psychologue, kiné-sithérapeute, pédiatre...

Le suivi technique de la grossesse garde toute sa place : il permet de rétablir la maman dans le processus normal de la grossesse et d'assurer sa sécurité médicale en surveillant l'apparition d'éventuelles complications. Dès la première consultation, il faut resituer cet événement dans son histoire familiale pour mieux en appréhender le poids. Il s'agit de tenir la complexité du suivi d'une grossesse habituelle avec la particularité liée à l'inéluctabilité de la mort à venir du bébé. La surveillance médicale participe ainsi à l'apaisement des angoisses maternelles qui peuvent apparaître du fait de cette mort déjà annoncée. De même, l'intervention du pédiatre et de l'anesthésiste joue en ce sens afin d'anticiper les circonstances de la naissance et d'aider la maman à s'y préparer.

Au-delà de ce suivi médical, il est essentiel d'apaiser les symptômes qui peuvent s'inscrire dans le corps de la maman, du fait de l'expérience douloureuse de cette maternité. L'intervention d'un kinésithérapeute permet, en prenant en charge le corps de la femme enceinte, de réintroduire des sensations positives, un besoin de détente, de revaloriser l'expérience de cette grossesse afin de maintenir la relation mère enfant. Le corps n'est pas réduit à n'être qu'un lieu de souffrance mais retrouve sa fonction d'échange très intense entre le bébé à naître et le monde extérieur.

L'accompagnement psychologique permet d'entourer la personne souffrante dans la complexité de ce qu'elle vit et autorise l'émergence d'un certain bonheur d'être enceinte, tout en entendant le tragique de la mort qui viendra dans un futur, plus ou moins proche, clore cette expérience. Le psychologue, dans son attitude de disponibilité, est un repère pour les parents dans ce temps tourmenté par le tumulte de la situation et peut accueillir la complexité de leurs émotions : écouter le souhait à un moment que l'enfant meure ou l'espoir fou que le handicap disparaisse, que tout cela ne soit qu'une erreur de diagnostic, entendre la demande de sauver l'enfant, coexistant avec l'acceptation possible de la fin de sa vie.

Naissance et soins palliatifs

Il est important de savoir que les soins palliatifs sont pratiqués depuis longtemps en pédiatrie et vont pouvoir s'appliquer au bébé après sa naissance. L'accompagnement du nouveau-né et de sa maman, voire de sa famille, sera assuré soit à la maternité, soit dans un service de médecine néonatale, par les pédiatres, les sages-femmes ou les puéricultrices.

L'objectif de la prise en charge palliative est d'assurer au mieux le « confort » du bébé. Naturellement, toute cette prise en charge se fait en totale concertation avec les parents ; comme pour tous les enfants, les besoins de base du bébé sont satisfaits : présence de sa mère, chaleur, alimentation…

Cet objectif implique aussi de savoir reconnaître les signes de souffrance ou de stress de l'enfant nouveau-né : les puéricultrices et les médecins utilisent des grilles d'évaluation de la douleur qui permettent d'estimer le degré d'« inconfort » du bébé. Des médicaments antalgiques ou sédatifs pourront éventuellement être utilisés en cas de souffrance physique du bébé, comme pour tout autre patient.

Un médecin ou une puéricultrice sont alors toujours présents aux côtés des parents afin de les soutenir et de les accompagner.

Naissance et deuil : l'ouverture à l'entourage

L'approche palliative appréhende la personne comme immergée dans un tissu de relations. Si la mort est une expérience solitaire par excellence, elle est aussi le temps où les échanges relationnels se retrouvent réactivés de façon intense. Le décès survenant à l'hôpital, les équipes doivent aussi assumer un rôle d'accompagnement de l'entourage.

S'il est clair que l'enfant et sa mère sont les sujets essentiels des soins, le père, les autres enfants, le reste de l'entourage vont faire irruption dans ce processus d'accompagnement, surtout à l'occasion de la naissance. Cette approche d'une situation dans laquelle l'entourage est aussi potentiellement souffrant nécessite une attitude d'accueil par le personnel de la maternité.

La poursuite de la grossesse dans un contexte de létalité amène les parents et l'entourage à vivre d'abord une naissance, avec tout ce que cela implique de joies, de découvertes, de contacts physiques avec le bébé, de photographies à prendre, même si l'on sait que le temps est compté. La spontanéité de ce vécu familial manifeste une différence fondamentale avec le contexte d'une interruption médicale de grossesse.

L'approche palliative n'occulte pas la dimension du deuil. Bien au contraire, elle en souligne l'importance et en permet l'expression. Cependant aucune normativité ne devra être portée par les équipes soignantes. L'hôpital doit pouvoir proposer le lieu et le temps pour que chaque famille puisse pratiquer ses propres rituels de deuil.

Des associations, extérieures à l'institution hospitalière, auraient aussi toute leur place afin d'offrir, plus tard, aux parents endeuillés, la possibilité d'entretiens personnels ou d'échanges collectifs. Il s'agit d'accompagner le deuil, sans créer de dépendance, et d'aider à repartir dans la vie.

Pour l'émergence d'une liberté

L'annonce d'une maladie grave, de l'échec de certains traitements, de même que l'annonce d'une maladie létale chez l'enfant à naître, engendrent le plus souvent une sidération qui clôt l'espace psychique et la liberté de choix des personnes. Elles se retrouvent dans une vulnérabilité totale, comme remise entre les mains des soignants.

Comment, dans le cadre du diagnostic anténatal, tenter de réintroduire la liberté des parents ?

L'annonce du diagnostic va potentiellement structurer toute la représentation de la grossesse. Dans une approche palliative, cette annonce doit se faire dans une relation marquée par le temps, enracinée dans une confiance réciproque, en insistant sur la nécessité de laisser le plus de place possible au récit de la femme enceinte. Ce n'est pas le discours du médecin qui doit être prépondérant mais plutôt la capacité qu'aura la personne à intégrer les mots médicaux au sein de son propre récit. Les informations médicales doivent être les plus claires et les plus rigoureuses possible. Cependant, il ne s'agit pas non plus de combler la dimension d'incertitude qui n'est pas résolue par l'approche médicale.

Le médecin doit savoir proposer aux parents une vraie alternative, en étant attentif à sa propre subjectivité et à la normativité que peut imposer la structure hospitalière.

Dans ce contexte, il apparaît nécessaire de réfléchir à de nouvelles modalités organisationnelles et aux attitudes de fond qui n'induiraient pas trop un choix à sens unique. Ainsi, des bénévoles, ayant vécu une expérience similaire, pourraient, par leur capacité de témoignage et d'accompagnement, ouvrir un espace démédicalisé autour des parents confrontés à une telle situation.

Tous ces temps de relations, de transmission d'informations, de cheminement et d'ouverture sont essentiels pour créer un espace de liberté et vivre pleinement le choix de poursuivre une grossesse, même dans un contexte de létalité. Sans oublier les ressources intérieures des personnes, sans sous-estimer leur capacité d'amour.

Au-delà de la souffrance vécue, cette acceptation du risque d'aimer, au sein d'une alliance entre l'enfant, ses parents et les soignants, peut engendrer un surcroît de vie, un surcroît d'être. C'est en s'appuyant sur la manière de vivre sa relation à l'autre que l'on se construit soi-même, tout simplement dans l'amour.

POSTFACE

Par Pierre-André Lecocq,
Agrégé des facultés de droit,
Professeur à l'Université du Droit et de la Santé de Lille-II.

Face à l'épreuve qu'elle a subie en apprenant que son fils à naître, Emmanuel, était porteur d'un handicap létal, Isabelle de Mézerac a décidé de faire face.

Il y avait une solution que la loi permet et que les médecins préconisaient, l'interruption médicale de grossesse.

Dans la relation intérieure qu'elle avait avec son fils, elle a ressenti cette solution légale comme illégitime et comme source d'une souffrance liée au non accomplissement de sa maternité, qui, sous couvert de suppression de l'épreuve, aurait pérennisé et amplifié sa souffrance. Devant la proposition qui lui fut faite de procéder à une interruption de grossesse, elle a su résister aux pressions du système médical, pour imposer sa liberté, celle de mettre au monde son enfant, de le voir vivre, respirer et mourir, après une existence qui, si elle s'est comptée en minutes, a mis un rayon de lumière dans sa souffrance et lui a permis, non pas d'effacer le chagrin, mais de trouver la paix et une forme de sérénité, ce dont je peux porter témoignage à la suite de nos entretiens.

Le juriste constate que la naissance d'Emmanuel lui a donné le statut d'une personne dont la naissance et le décès ont été inscrits dans le livret de famille. L'interruption de grossesse n'aurait pas permis tout cela. Et comme le statut de l'embryon n'en fait pas une personne, certains praticiens se retranchent derrière cette réification pour proposer l'interruption de la croissance de cette « chose » que serait l'embryon. Cependant, de nombreux médecins, constatant les risques courus *in utero* par l'enfant à naître prennent des mesures médicales, le considérant alors comme un patient distinct de sa mère (dans les cas d'hypertension maternelle, de retard de croissance intra-utérin, de problème de rhésus...)

C'est pourquoi le témoignage d'Isabelle de Mézerac est précieux pour susciter la réflexion et proposer un meilleur mariage entre l'éthique de la dignité de l'enfant à naître et les services médicaux qui devraient, non seulement proposer l'accompagnement jusqu'à la naissance comme alternative à l'interruption de grossesse, mais encore adapter leurs structures et leurs relations avec les patientes à cette gestation jusqu'au terme de l'enfant réputé condamné. Le même mariage est nécessaire entre cette éthique et le droit ; quelques frémissements positifs agitent aujourd'hui la surface du droit : la possibilité légale, depuis le 30 novembre 2001, d'inscrire sur le livret de famille l'enfant qui n'a pu arriver à terme (à partir de 22 semaines d'aménorrhée), la reconnaissance pour la femme du « droit à l'enfant », prévue dans la révision des lois bioéthiques. En ce qui concerne la réparation des accidents de la route impliquant un enfant à naître, le législateur français n'a pas souhaité aller jusqu'au bout de cette logique. En raison d'un drame juridique consistant en la dissociation entre la dimension biologique de l'embryon et sa dimension « spirituelle », on se heurte toujours au refus de donner à l'embryon le statut de personne. Pourtant, aucune considération éthique, sociale ou économique n'interdirait au constituant et au législateur d'assurer cette protection essentielle et de donner, par là même, à la mère et à son entourage, une conscience claire de cette personnalité, de façon à ce que la protection de la vie humaine de l'embryon ne soit pas hors du droit des personnes. Le mot « embryon » figure dans le code pénal, dans le code de la santé publique mais pas dans le code civil ; ce ne serait finalement qu'une reconnaissance moderne de l'adage romain : « *infans pro nato habetur quotiescumque de commodis ejus agitur* », à savoir que l'enfant à naître doit être réputé né lorsqu'il s'agit de la protection de ses intérêts.

Cet ouvrage ne veut culpabiliser personne : il s'adresse simplement à la conscience de ceux qui manient les sciences médicales et les sciences juridiques, pour leur rappeler que seule l'alliance de la science et de la conscience pour la solution de chaque épreuve de ce type permet de sauvegarder la liberté de la mère, sa dignité et celle de son enfant. Cela devrait permettre d'éviter une dissociation entre science et conscience qu'un médecin célèbre condamnait, il y a plus de quatre siècles, comme porteuse de la ruine de l'âme. Et comme l'a rappelé récemment le professeur Philippe Malaurie : « Si importants que soient les pouvoirs de la médecine, de la technique et du droit, ils n'ont pas la même valeur que les puissances de l'amour souffrant. »

Pierre-André Lecocq

REMERCIEMENTS

En lien avec mon mari et nos quatre aînés, j'aimerais dédier l'histoire de notre Emmanuel à tous ceux qui nous ont entourés sur ce chemin de souffrance et d'amour, pour vivre ce temps donné à un tout-petit qui allait mourir, qu'ils soient membres de nos familles, amis récents ou plus anciens, d'ici ou d'ailleurs, enseignants, religieux de différentes communautés. Avec une mention toute spéciale pour le prêtre qui s'est rendu disponible afin d'accompagner notre fils, de son baptême à son enterrement et pour le médecin qui, en acceptant de nous suivre dans ce choix différent, m'a accordé une grande attention et un soutien permanent.

À tous, je leur offre ce livre, signe de ma profonde reconnaissance, pour les trésors qu'ils ont semés sur notre route :

Savoir écouter, sans rien dire parfois,

Pouvoir pleurer avec nous et sourire à la fois,

Écrire ou nous apporter la compassion de leur cœur,

Être là, tout simplement, en donnant, d'eux-mêmes, le meilleur.

C'est ainsi que, sans le savoir, ils nous portaient sur cette route étroite et que, grâce à eux, nous avons traversé cette surprenante histoire d'amour que vous venez de lire.

Je préfère ne pas les nommer ici publiquement, les uns après les autres, afin de respecter la discrétion de chacun, mais je sais qu'ils sauront se reconnaître.

Permettez-moi aussi d'avoir une pensée plus spécifique pour ceux qui ont su être très présents auprès de nos enfants, dans ce douloureux apprentissage de la vie : ils nous ont aidé à les soutenir et je sais que parfois leur présence fut primordiale. Qu'ils trouvent ici l'expression de nos remerciements les plus vifs !

Enfin, je voudrais dire mon immense gratitude à tous ceux qui ont contribué à la réalisation de ce livre, par leur participation directe et leur soutien, par leurs encouragements ou leurs initiatives : ils ont été les moteurs de la réussite de ce projet que je n'aurais pas pu porter seule, alors que je traversais la période la plus douloureuse de mon deuil.

TABLE DES MATIÈRES

CET OUVRAGE
A ÉTÉ ACHEVÉ D'IMPRIMER
PAR L'IMPRIMERIE FLOCH À MAYENNE
EN JANVIER 2004

Éditions du Rocher
28, rue Comte-Félix-Gastaldi
Monaco

Dépôt légal : janvier 2004.
N° d'édition : CNE section commerce et industrie
Monaco : 19023.
N° d'impression : 59105.

Imprimé en France